トラウマを負う精神医療の希望と哀しみ

摂食障害・薬物依存・自死・死刑を考える

大河原昌夫
Masao Ookawara

インパクト出版会

目次

第9章 悼詞

第1章 摂食障害と音楽への感謝

1　摂食障害の孤独

一年ほど前、ひどく痩せた一人の少女が母に伴われてやってきた。既に摂食障害であった。球技スポーツで能力を発揮し、チームのなかでも飛び抜けて優秀な成績を収めてきたが、あるときから急に食べなくなり、やせてしまった。それでも学校には通っている。

少女は「球技を中断するのでは安心できない。もう止めたい」と明言した。スポーツのコーチは「学校に行けるくらいなら、こちらも続けられるはず。休むと再開が大変になる」と遠くから励ます。

数週間後に現れた父は病気の説明を受けた後で、娘の体力を考え、そのスポーツを止めることに同意した。ただ、同じチームで彼女を支えてきた友人たちに対し、娘がチームを抜ける理由を自分で伝えるという条件を出した。父は娘のスポーツ中断が彼女自身にとって一つの「挫折」であることを確認させたいかのようであった。そして背後に「父の期待」の挫折も私は感じた。母はただ傍で泣いていた。

私は上記のやり方に同意しなかった。娘は既に意見を表明し、コーチや友人の説得を恐れてすらいる。父の「責任」で「止めさせて貰います」といってほしかった。そして家族との話し合いは物別れに終ってしまい、私と家族の出会いは一旦は失敗に終った。

今頃、少女はどうしているだろうか。それが気になり、日々を送る。

少女は語っていた。「お父さんは怖くないけれど、分ってくれない」。

私はどうすればよかったのだろう。私の、父への尊敬が足りなかったのだろうか。

☆　☆　☆

「慰められるよりは慰めることを、理解されるよりは理解することを、愛されることよりも愛することを、私が求めますように」（聖フランシスコのアッシジの祈り）

これは人間の魂の成熟と平安を支える深い祈りの言葉である。当初伝えられたように、中世に生きた聖フランシスコの祈りではなく、実際には一九世紀の作とされるが、多くの宗教指導者の宣べ伝えをへて、アルコール依存症の自助グループであるＡＡ（アルコホーリクス・アノニマス）にも取り入れられ、アルコール依存症からの回復の支えとして広く知られている。(註)

私たちの魂の強さ――敢えてこの表現を使うのだが――は、「理解されたい」を超えなければならない運命を持っている。だが、理解された体験の乏しい人が、アッシジの祈りを実践できるだろうか。そしてまだ幼さの残っている思春期の子どもに「理解されることよりも理解することが回復だ、心の平安だ」と伝えたとして、伝わるだろうか。

人間の魂の平安は「周囲から理解されている」との安心感から出発するだろう。その安心感が不足するとき、理解された体験の乏しい子どもは長く魂の不安を抱え、自らと他者を理解しようとする努力は辛いものになるだろう。「自分の力で自分を理解する」認識をそのまま思春期の子どもに求めるならば、孤独感をいたたまれないものにするだろう。

アッシジの祈りは、アルコール依存症の人々が、ＡＡの仲間に出会い、理解を受け、それまでの孤独から救われ始めたときに、深い意味をもたらせたと思う。既に仲間の内に棲んでいた人々であったからこそ、この祈りが心に響き、受け入れる落ち着きを持ちえたのだと思う。

☆　☆　☆

拒食であれ、過食であれ、自らする嘔吐であれ、摂食障害の人が友人に呼びかけ、そのような行動を起こす光景は知られていない。つねに独りである。インターネットの時代であるから、拒食や過食のサイトを眺めて暮らす人は多いのだが、過食で集うことはない。

宗教儀式の一環で人の集団自殺はある。一家心中も集団自殺と考えうる。そこには迷いはあるにせよ、自らの行動に対する最終的な「確信」があるだろう。

　だが、拒食や過食の人は他者に呼びかけるほどの確信と自信を持って行動しているのではない。むしろ、誰にも理解されない行為として過食や嘔吐を静かに行っている。更には自らも理解しがたい行為と思い悩みつつ、行っている。だが、生きたいのだ。そして、摂食障害の行動は孤独な作業であり、彼ら・彼女たちはしばしば「この世から消えたい」と訴えるかも知れないが、決して「死を望んでいる」のではなく、みずからの孤独を確認している意味合いがあるのではないか。「自殺を決行したい」のではなく、「死んでしまいたいほど辛い」だけに過ぎない。

　そして考えて見れば、多くの孤独な自殺者も「死んでしまいたいほど辛い」と訴え、訴え続け、それがあるとき、飽和度が破綻し、「死ぬしかない」との気持ちが、ついに一時的にせよ、後日から振り返れば偽りのものであるにせよ、一つの確信と感受されたとき、実行に移るのだと私は思う。摂食障害の場合、自らの行動への確信の弱さが、逆に自殺という非可逆的な行為を押しとどめている可能性がある。拒食や過食は自己の自信には程遠い行動なのだ。

　摂食障害の行動には様々な意味が付与できる。そのなかで自傷行為の延長にある可能性を無視してはならないだろう。本人は自分の行為が体と精神を痛めつけていると知っている。だが止められない。そして自傷行為とは生きたい衝動の裏返しである。リストカットも、他者に呼びかけてする人はまずいない。それは自らの行動に確信を持っていないためだと私は思う。だから他者に呼びかけず、一人で孤独の内に行っている。その意味で自傷とは孤独の代名詞である。

過食も嘔吐も人に知られたくない行為だが、家族に病気を開示してもよいとのつかの間の安堵感が生じると、家族の見ている場面での過食は生じる。台所や風呂場で密かに行ってきたはずの嘔吐もその音は家族に知られるようになってくる。それは回復の一歩とすら言ってよいと思う。とりあえず、誰かに知られても仕方がない、いや、むしろそうしようとの安心が生じたのだ。依然として独りで行う事実に変化はないのだが。

拒食、あるいはそれに伴う極端な瘦せはそう時間がかからずに周囲、家族に知られやすい。過食に比し、拒食が比較的低年齢で症状化する理由は、すぐにでも家族に知られても良いとする心性が働きやすい、換言すれば家族に知られることの抵抗感が相対的に薄いためだと思う。拒食とそれに伴う極度のるい瘦は、「私はもう苦しみを隠さない。この苦しみを知って欲しい」の叫びの意味がある。

冒頭の少女もそう叫んでいたと私は考える。


（註）ＡＡ（Alcoholics Anonymous）とは、字義通りに訳せば、無名（匿名）のアルコール症者の意味である。一九三五年に、米国で始まったアルコール依存症の自助グループであり、その教えと伝統に従い、世界一五〇か国以上でミーティングが開かれている。

2　理解されることと理解すること

摂食障害の人は、あるいは精神科を訪れる人の多くは自らの苦境、葛藤が「人に理解されない」辛さを訴える。「分ってくれないのです」と。

私はここで二つの感慨を持つ。一つには、「理解されない」としても、その苦しさは言えただけでまずよかった。なぜならば、自傷につながる拒食などの辛さは「理解して欲しい」と言えずに苦しむ姿でもあるからだ。「苦しい」「分って欲しい」と外部に表明できただけで、つまり孤独を表明できただけで、大きな一歩であると私は思う。ここでたとえば「とうとう発病してしまった」と否定的にだけ考えてしまうと、発病と症状の出現が本人にとって一つの救済であった可能性を見逃す弊害に陥る。

二つ目は、摂食障害に限らず、思春期から青年期の葛藤を考えると「親や周囲から愛されていない」というより、「分ってもらえていない」「分ってほしい」という声が響く。

親が親なりの愛情を保っているらしいことは子どもにも伝わる。だが、理解していないのだ。あるいは「浅い理解」「親としての理解」を子どもに押しつける。

「あの人（親）に分って貰おうなんて思ってこなかった」。こう語る人もいるが、そう多くはない。

「分ってほしい」、だが、親は親の立場で自らの育児方針に自信があり、それが娘の発病で揺らぐのを認めない。そうすると「愛しているのに、どうして精神科の病気になるんだ」となってしまい、子どもからは「理解されていない」となる。

作田啓一によれば孤独には二層があり、浅い層は愛されない、尊重されないことから来るが、より深い孤独はその人にとって重要な人物とコミュニケーションが成立しない点から来る。「他者から理解されることなく、愛されたり尊重されたりすることは、かえって孤独を強めることすらあるからだ」（『恥の文化再考』筑摩書房、一九六七年）

愛とはいかようにも解釈しうる危険物質である。ＤＶの被害者が「愛されているはず」との思い込みから自由になれず、暴力を受け続けるのは、いまや周知の事実となった。

思春期の子どもにとって親の愛情は疑うことが困難であり、感謝を捧げなければならない、厄介なものだとの認識が必要である。摂食障害の家族と接していると、母親は極端な例を除けば、等しく子どもの苦悩を理解しようと懸命になる。たとえ、それが「理解された」と子どもに届かなくとも子どもに寄り添おうとして努力を続ける。だが、父親は懸命に理解しようとする人と、やや冷たく諦めに転ずる人に二分される傾向を感じてきた。

「理解」は完全である必要はない。そもそも「完全な理解」が無理だと知ったときに、人は一つの壁を超えるだろうが、それはいきなり子どもに伝わるのではなく、徐々に親が努力を続けている間に子どもに伝わるのだ。「理解」は相手を尊重しつつ、その影を追いかけるようなものである。

三つ目の視点に移ろう。「理解して貰えない」の訴えは行き止まりになる可能性を持つ。「理解して貰えない」と訴えたとき、相手が「いや、あなたのことは理解している」と答えるとしよう。「いや、理解して貰っていない」と再反応を試みたとしてもその距離は縮まらない。「理解しているよ」と答える権利は常に相手の手中に存在するからだ。

「理解していない」「いや理解している」の問答を繰り返す間に、本人からすると、「理解している」と一方的に答える家族を「理解できない」孤独が徐々に強まる。共感性の乏しい家族には「俺はお前以上にお前のことは分っている」と脅迫を行う父もでてくる。このようなやりとりは決して病状を「告白」してすぐに現れるのではない。幾たびか家族と理解の言葉を交換している内に表面化してくる。

「信なき理解の破壊性」とは、精神科医・中井久夫が人格障害の人に接する際の戒めとして語った言葉である。相手を「信」抜きで理解しようとすれば、あるいは「理解している」と断言すれば、それは人間関係の破壊になるとの箴言である。この破壊性は思春期の子どもにも言えると思う。

もちろん摂食障害のひとだけが周囲の理解を求めているのではない。だが、周囲と親が誠実な努力を続けるならば、彼女・彼らは「理解されはじめた」との安心感を表明し、「理解されない」の訴えは確実に減る。それでもなお「完全な理解」を求める人はその人の病理が深い場合であり、また別の議論を必要とする。

☆　☆　☆

親への訴えが減り、安心感を表明し、それだけで回復に向かうこともある。その幸運は拒食症状だけの場合に多い。だが、既に過食や自己誘発性嘔吐が始めっている場合には、そう滑らかには行かない。「なぜ過食嘔吐が止まらないのだろう」自らの症状が理解できないと訴える場面が出てくる。

一人の摂食障害の人がいる。発症して一〇年だろうか、いくつかの病院を経て、私のところへ通うようになった。優しく、子どもを決して見棄てないと決意している両親は、私たちが運営する家族会の常連メンバーでもある。彼女は自らの過食と嘔吐がなぜ止まらないのか分らないと訴える。摂食障害からの回復方法を伝える本をいく冊も読み、必死の努力を重ねるが、回復に至らない。私もいくつかの方法を提案してきたが、どれも成功しない。と言うより、彼女の心に届かないできた。

一人の人間の辛さは他者に理解されないと言うよりも、自らの症状を自らが理解しがたい感覚に、その理解しがたさを周囲と共有できない孤独が重なってくるときに深まってゆくのではないだろうか。「理解されない」よりも「理解できない」「理解し合えない」と知ったときに、闇のような、人間には別種の孤独が訪れると私は思う。それは既に思春期に到来するというのが私の感覚である。

ひとつの事柄を付け加えたい。かつて、家庭内暴力や不登校が精神科医の登場する契機であった時代があった。その頃は、親が、あるいは学校の教師が精神科受診を勧めるだけで、親世代の行為に不信を募らせる思春期の子どもが沢山いた。親が見棄てたときに精神科があると見なされたからである。

しかし、現在、私のところにやって来る摂食障害を抱えた思春期の人に限って云えば、そのような見棄てられ感はほとんど見られない。むしろ、親が精神科の病気を認めず、あるいは精神科の医療に不信を持つことに対し、偏見をすら感じている。わずかに症状が改善すると「もう、精神科なんかにいくな」という親もそれなりにいるのである。

摂食障害の援助・治療方法としては、認知行動療法から対人関係療法までいくつもの治療方法が提案されている。米国では多数の回復者がみずからの体験に基づき、独自の「回復方法」を編みだし、著作にもしてきた。私自身はどうしても一つの「方法」に自らを同化しえず、様々な方法を学びつつ、その折衷で過ごしてきた。

ただ、私の人生と臨床の経験から、彼女・彼らたちが送ってきた僅か一〇年、あるいは二〇年と少しの人生に孤独を感じ、その孤独を共有する方法の一つとして、摂食障害の家族会を長く運営してきた。家族とは、一人の人が孤独を感ずるときの原点であるという想念が私から消えない。それは私自身の偏見であり、狭さだと自覚しつつもそこから離れることは出来ない。家族会の名前は「マーサウの会」と呼び、北米先住民族ホピ族の、平和を愛する守護神の名前を借りた。月に二回の火曜日の夜の集いを、もう一八年間続けて来た。

☆　☆　☆

ここまで述べてきた、精神科の病気における、孤独と理解との関係は摂食障害に限らない。たとえば、アルコール依存症が否認の病いと言われて久しい。家族、医療関係者が「あなたの飲み方はおかしい、病気だ。アルコール依存症だ」と説明しても、「俺はアルコール依存症ではない。俺のような飲み方をしている人はいくらでもいる」と否認を続ける状況をそのように表現してきた。それは事実なのだが、アルコール依存症の自助グループであるＡＡに参加する人々の声を聞いて思うことがある。彼らはＡＡに参加して孤独から救われたと語る。その理由はアルコール依存症に理解を示さない周囲、家族とは異なり、ミーティングで「理解された」と感じ、孤独が癒されたように感じるからだ。もちろんそれは大きい。だが、それだけではない、あるいはそこで止まらないのが、精神科の病気の深さ、さらには人間の孤独からの解放だと思う。

彼らが自助グループで仲間の発言を聞き、自らの病気を「初めて理解できた」と感じ、その理解の共有で救われる。アルコール依存症を専門とする病棟に入院して「はじめてホッとした」と語るアルコール依存症者は多い。これも同じ理由であり、なぜ自分がこれほど飲酒で苦しむのかが理解できなかった、それが「アルコール病棟」へ入院した事実によって「そうか、アルコール依存症だったのか」「俺以外にもいたんだ」「病気だから酒が止まらなかったんだ」と考え、自らの来し方に納得し始めた地点で既に楽になっているのである。

3　芸術療法と嘘

三九歳で医師になったとき、専攻に迷いはあったが、私は人と喋るのが好きであり、長く仕事が出来る希望が強く、精神科の臨床医になった。

そこで芸術療法という言葉も知った。分類すれば「絵画療法」、「音楽療法」、「舞踏療法」、さらには俳句を作ってもらうのも芸術療法と呼べるかも知れない。つまり、何らかの芸術に触れて貰うことで、その人の回復を援助しようと試みる方法である。

一九八〇年代の話だが、千葉の精神科病院でスタッフと統合失調症の患者が自らの病気と狂気を題材に芝居を作り、強烈な印象を与えた劇団もあった。

言語的接近だけでは不十分、あるいは、そもそも言語的接近が難しい人、歴史的に言えば、主に自閉症、知的障害、統合失調症の人々への接近方法として活用され、言語による交流では得られない効果をもたらすことを期待されている。

オランウータンも象も広い意味では言語的交流をしているだろうが、人間が発達せしめた精緻な言語は、人間の想像力と悩みと世界観を飛躍的に広げてきた。一九世紀のマラルメが示唆したように、人間には「言葉で広がっていく世界」が与えられ、同時に精緻な言語を得たがために葛藤が複雑化する運命ともなった。

このような言語を得た事実により葛藤が複雑化した人間にとって、言語だけによる回復を考えるのではなく、むしろそこから距離を取るのが芸術療法といってもよい。もちろん目指す地点が異なるのではない。言葉による交流と言っても、言葉を発する雰囲気と表情が交流なのであり、それは芸術療法が実は、芸術を挟んでの交流であることを考えるなら、同じ地平だとわかる。

「絵で嘘をつくことは出来ない」（中井久夫）。確かに「これは嘘を書いた画だ」と判断することは困難さを伴う。芸術と言っても文学になるとやや複雑だ。寺山修司や石川啄木の短歌は彼らの体験事実と異なる光景が歌われているが、それで「嘘」とは非難されない。嘘というのは「正答」の存在を前提にしているが、芸術にそのような判断を入れるのは難しい。そもそも、芸術は嘘かそうでないかを超えた地点で成立しているからだ。音楽でも嘘はつけないだろう。

絵画療法としては、患者さんに自由に絵をかいて貰ったり、バウムテストといって「樹」一本を書いてもらい、その心境を想像する手法もある。日本では中井久夫が「風景構成法」という独自の絵画療法を発案し、それは歴史に残る仕事となっている。

私が医師になった三〇年前は、中井久夫の仕事が恐らく日本中の精神科臨床医に深い影響を与えた時期であり、一九八二年に出版された『精神科治療の覚書』（日本評論社）は私たち研修医のバイブルであった。私の母校でも彼の発案した「風景構成法」を試みる研修医が多かったが、「芸術療法のない治療はクリープのないコーヒーである」（高江洲義英）と言われても、所詮、絵心の乏しい者が生半可に試みてもいけないと感じた。音楽療法は当然、音楽演奏に素養が豊かでなければ出来ないのだから、私が学ぶ余地はなかった。

それ以降、私はおよそ芸術療法とは縁遠く、生きて来た。もっぱら言葉による交流と家族へのアプローチに気持ちを傾けてきた。どの病院に勤務しても家族会を作りたくなる自分がいた。時間に余裕のある研修医の頃はよく患者さんと散歩をした。散歩をしながらの雑談が私の「方法」でもあった。

4　芸術は人を傷つけないか

芸術療法とは縁遠く過ごしてきた私だったが、昨年の一月、日本音楽療法学会関東支部の年次大会に講演者として呼ばれた。私自身の音楽体験を一つの素材にしながら、摂食障害と劣等感、その辛さと、肯定的意味などについて語った。

私は音楽を専攻するのではなく、況んや音楽療法の専門家ではなく、音楽を好きなだけであり、物心ついたころから音楽の才能の乏しさを嘆き続けた人生を送ってきた。

最も才能乏しき地点から音楽と精神医療を語ると何が見えるか。音楽で知った劣等感と孤独は私の臨床にどのような幅を与え得ただろうか。音楽は私に何を与えてくれただろうか。

「芸術は人を傷つけない。芸術療法はだれも傷つけない」と言われる。果たしてそうだろうか。人を傷つける音楽はないのか。音楽療法で傷つく人はいないのか。

私は会場の人と話しながら、あるいは他のセッションに参加しながら、この学会に「攻撃性」が著しく乏しいことに気がついた。意見の対立がないと言うよりも、雰囲気が優しいのだ。これは他の学会にはなかなか発見できない空気だと思った。

☆　☆　☆

私は最初の大学の二年半を大学オーケストラでチェロを弾いて過ごした。あまりに下手で、いま思い出しても辛くなる。これほど愛する音楽において、自らの才能の乏しいことを嘆いた。音楽があらゆる芸術のなかでもっとも〈才能〉が問われる芸術であることを私は深く信じ、かつ人間において「才能は努力の別名である」の論調にはまったく同意できなくなったのもオーケストラ体験からであった。

譜面通りに弾けず、譜面通りに歌えず、少なくとも、音楽の才能ある人のようには音楽と対話ができなかった。譜面を見て友人と語りあうこともできなかった。

「絵をかくのに才能はいらない。音楽を楽しむのに才能は要らない」と言われるのには納得しない。私はモーツァルトの音楽を愛してきたが、その楽しみ方に限界があったと思い、それは偽ることが出来ない。私に根底的な劣等感を教えたのはその音楽であり、私は音楽の懐で孤独であった。

私は大学オーケストラを去ってから長い年月、そこで過ごした歳月を辛い青春として記憶し、思い出したくはなくとも絶えず思いだされてしまう記憶を痛覚のなかで反芻するのが常であった。その作業は人前では辛かったので、当時のオーケストラの友人とは殆ど会わずにきた。何十年振りかに大学オーケストラに参加することになり、会場に赴くが、まったく予習をしていない自分に気がつき、うろたえる夢を繰り返し見てきた。目が覚めると、オーケストラ体験の傷と音楽への憧憬を確認するのだった。

しかし、数年前から幾人かの親しかったメンバーに私から求めて会うようになった。

地方出身者も大学を出ると東京で生計を立てるひとが殆どであった時代に、東京育ちであるにも拘わらず、彼なりの理由で独り東北の街に教師として赴任した友人Ｙがいた。私とはモーツァルトの熱愛者という共通点があり、オーケストラではもっとも語りあった友人であった。私に較べれば遙かに音楽の才能はあったものの、劣等生を自認する点もやや共通していた。

五年前の秋、Ｙを訪ねて一晩語り明かしたとき、彼も辛かったオーケストラ時代に、彼にもっとも優しかったのが、最も才能溢れた同級生Ｋであったと知った。そういわれて私は今までそれに気がつかなずにきた自分を恥じるとともに、深く納得した。Ｙはファゴットを吹いたので、いつも隣がフルートのＫであった。従って否応なしに比較される立場同士にあったが、Ｋは懇切かつ徹底して優しかったのだ。

私の所属した大学オーケストラには沢山の才能が溢れ、後にプロ奏者になる人はいく人もいたが、Ｋは後にスイスに渡り、バーゼル交響楽団のトップフルート奏者を務めた。

大学二年生の秋、学内の小さな演奏会であったが、私の希望があり、彼の独奏でモーツァルトのフルート協奏曲の一楽章を演奏した。彼は私に「なぜ、譜面通りに弾けないのか」とは言わなかった。ただ、自分の思うように淡々と誠実に吹いていた。そして、Ｋに限らず、多くの才能豊かなオーケストラのメンバーが私の才能欠如を非難してはいなかったことを思い出す。ただ、諦められていた辛さはあったかも知れない。

私は彼と、私の所属したオーケストラのメンバーに対し、ずっと申し訳ないという気持ちを持ち続けてきた。そして、ようやくここ数年、「申し訳ない」という気持ち、あるいは自分の傷に固執するのではなく、演奏をともにしてくれたKと仲間たちに感謝を忘れまいと考えるようになった。喩えようがなく稚拙だったとはいえ、私は演奏に参加できていたのだ。

数十年の歳月を経て、ようやく右に述べたような感謝にたどり着いた。私の抱えた問題は単なる才能の欠如とも言えるだろう。しかし、人が仲間の中で傷ついた体験の回復には数十年が必要なときがある。

音楽が私を傷つけたのではない。音楽を通した体験によって自分が傷ついたに過ぎない。私が音楽に持つ感謝は、深く理解できなくとも愛することは出来るという感覚であり、傷つけられても愛は消えないという感覚だ。深い「理解」は叶わなかったが、それでも音楽への愛を失うことはなかった。私のオーケストラ体験は音楽への愛を屈折させたが、それを恨みはしない。オーケストラ体験がなければ、私の持つ音楽への愛は遙かに浅いものに終っていただろう。

私はオーケストラの友人と離れたあとも、コンサートとオペラに通い続けた。昨年、ジョナサン・ノットの指揮・東京交響楽団で聞いた、モーツァルトの『コジ・ファン・トゥッテ』の素晴らしかったこと。もう二〇回以上は劇場で聞いてきたであろうこのオペラでこれほど感激できることが意外であり、こころから生きている喜びを感じた。

私はいつも思うのだ。私が一七世紀に生まれていたならば、あるいはモーツァルトより五〇年前に生まれていたら、モーツァルトの音楽を聞かずに生涯を終えたはずだ。また、仮に一八世紀後半に生きる同時代人であったら、運よくば彼の音楽を聴けたかも知れないが、それは地域的にも社会階層的にもかなり限られた可能性の中であっただろう。ところが、モーツァルトの死後、一五〇年も経ってから生れた私は、かなり思う存分に彼の音楽をコンサートで聞く幸運を享受し続けているのだ。

去年六月は、パシフィカ・カルテットの「ショスタコーヴィチ・弦楽四重奏曲連続演奏会」に足を運んだが、ここでも私はショスタコーヴィチの音楽の峻烈にひとり涙ぐんだ。しばらく、CDで彼の弦楽四重奏曲を聞くのをやめてしまった。私にとって音楽とはそういうものであり続けた。またしても、私はショスタコーヴィチより遅く生れた、すなわち音楽を演奏会で聞くことができる幸運を考えずにはいられなかった。

ある音楽番組でモーツァルトの偽作、あるいはその疑いが強いと言われる曲が、本当に真作か偽作かをプロの音楽家がどう判断するかを調べていた。モーツァルトには同じ旋律を歌うときにも殆ど必ずと言ってよいほど、微妙な転調を伴う。だから、多くのプロ音楽家は偽作を判断できるはずだが、歴史的に言えば、実に多くの音楽学者が偽作を真作と勘違いをして発表してきた。

モーツァルトの連続する転調を私は知識として知っているが、実際にモーツァルトを聴きながら指摘することは出来ない。しかし、モーツァルトの音楽を何千時間か聞いてきた現在では、偽作は何となく分るようになる。その理由を説明できないのが才能の欠如なのだが、なんとなく分り外れないのである。偽作を聞くと、どうしても違和感が残り「これはモーツァルトではなさそうだ」とは感ずる。モーツァルトと音楽への愛情はこうして残った。

私は音楽の体験に傷つけられてきた。だが、私が音楽を嫌いになることは出来なかった。音楽が私を裏切る年月はなく、音楽そのものが私を傷つけることはなかった。私が摂食障害の人に伝えることの一つに「好きな人ではなく、好きな風景と好きな本、音楽を持とう」と呼びかけるのは、この経験が下敷きになっている。人は裏切るが、風景と芸術は裏切りを離れた地点にある。

あるとき、一人の音楽評論家が指揮者のクナッペルツブッシュを訪ねて聞いた。

「カラヤン先生は『指輪』を振るときに、集中するために全曲暗譜で振ります。マエストロは暗譜はなさらないのですか?」

クナッペルツブッシュは答えた。「私は譜面が読めるからね」。

ある人が指揮者のジョージ・セルに聞いた。「マエストロのピアノの腕は知られています。なぜ、ピアノの演奏会は開かないのですか」

「大勢のピアニストが失業するじゃないか」。

ある人がロッシーニに訪ねた。「ベートーヴェンは音楽の父と云われますが、先生はどう思いますか」「もちろん、そうだ」

「では、モーツァルトはいかがでしょう」「おお、モーツァルトは音楽そのものだよ」。

私は音楽を思い通りに演奏できない代償にこんな逸話が好きだった。

5　加害者性と孤独

そもそも人間の孤独はどこからやってくるのだろう。この間、テレビで元ＳＥＡＬＤｓの奥田愛基さんが出演していた。彼が中学生のときに受けたいじめ体験がほんの少し語られ、その後にいじめを行った側の一人がインタヴューに応じていた。彼は「今は仲良くなったから、それでいいとは思えない。あの時もいまも考え続けている」と語っていた。すなわち、加害者の自覚を持ち続け、そこに居座らず、しかし、その立場を譲らない真摯な心性を保っていた。

詩人・石原吉郎は二四歳で陸軍の召集を受け、三〇歳で敗戦を迎え、ソヴィエトに連行され、八年間の強制収容所を生きのびて、三八歳で帰国する。帰国してからの、石原吉郎を襲った孤独は、帰国して久方に会った日本人を理解できないという孤独であった。彼はついにアルコール耽溺になった。

彼はようやく五四歳になってその収容所体験を散文として語り始めた。

「〈人間〉はつねに加害者のなかから生まれる。被害者のなかからは生まれない。人間が自己を最終的に加害者として承認する場所は、人間が自己を人間として、ひとつの危機として認識しはじめる場所である」（「ペシミストの勇気について」）

極度に乏しい食料を分け合うとき、極寒で作業に出向くとき、自分が助かるとは、隣の人間が死ぬことであった。「すなわち、良き人は帰ってこなかった」（フランクル）の通りであった。

私は石原の人間論を理論的には受け入れるが、私の出会ってきた摂食障害の子どもたちに適用する勇気はない。しかし、その親には石原吉郎の到達点を伝えたいときがある。そして私自身にも適用したい。

子どもが摂食障害になったとき、それをどう否認するか。私の経験では、否認は本人よりも親の側である。本人は既に症状で表現を始め、否定しがたい位置にいる。しかし、親は「そんなはずはない」と思うことが出来る。特にみずからの家庭に自信がある父親が否認に傾く。疾患の存在と子どもがそれに罹患した事実は認めざるを得なくなるが、「お前の問題だ」と言いがちになる。そのような親は実は手強い劣等感を隠し持ちつつ、自らの育児に自信を表明する。

このとき、親ははっきりと加害者性を帯びる。だが、加害者性を認識できないときに、その人に孤独は訪れない。かえって、自分は被害者であるとすら考えるのだ。石原吉郎の言葉にならえば「親はつねに加害者から生れる」「親は自らの加害者性を自覚したときに親になる」と私は言いたい。

☆　☆　☆

「私は三つの方法で、自分の魂を鍛えます。まず、誰かによいことをしても、気づかせようとしません。もし誰かに知られたとしたら、数に入れません。次に、自分を鍛えるために、したくないことを少なくとも二つはやります。そして、自分の感情が傷ついていることを人には見せません。傷ついていても、今日は表に出さないのです」（Sybil F. Partridge）

私がここまで音楽への劣等感を語って来られたのは、それが言えるからであり、言えない、少なくともここでは語り得ない劣等感は別に奥深くある。精神科を訪れる人も同じである。当然にすぎる指摘だが、好奇心や探求心によって他者の劣等感を聞こうとしてはならない。簡単に語りうる劣等感はやがて過ぎ去るだろう。人には墓場まで抱え、いかなる他者にも隠し通しておきたい秘密がある。「あるはずだ」と私が敢えて言わなければならないだろうか。その秘密を抱える勁さを破壊してはならない。「誰かに隠す秘密を持たない」と語る人がいるが、私には理解できない世界だ。

私は稀に患者の言葉で傷つきかける。だが、そこで止まる。医師という立場と権威が傷口を塞いでしまうのであろう。傷つけられた側につねに立つことは難しい。ただ、傷つけられたことよりも傷つけたことを記憶にとどめる医師でありたい。

「「絵が苦手です」と尻込みする場合に私は「治療のためには少しは苦手なことをするのもよいかも」と語っていたが、この言葉の中には私が意識していなかった真実があると思う。得意なもので治るなら治療者はいらない。得手なものは防衛に使われてきたものだったかも知れないのである」（中井久夫『統合失調症の有為転変』みすず書房、二〇一三年）

この箴言を治療を受ける側ではなく、治療をする側に身を置いて考えたい。私は言葉を軸に治療と家族に向かってきた。それでよかったのだろうか。

ひとつの才能の乏しさの嘆きは別の〈才能〉で見えにくくされる。私の場合は言葉であった。論争には滅多に負けないと自負してきた自分がいる。その自信の分は当然、三〇年間、他者を傷つけるために酷使されてきただろう。精神科医療は言葉によって人を傷つけることが容易な仕事である。

私に音楽の才能が乏しいと嘆くほどに、言葉に対しても才能がなかったなら、私はどのような精神科医になっていたであろう。

山梨県には松井紀和先生という、音楽療法の先駆者が健在である。松井先生が毎夏、富士山の麓で開催する音楽療法セミナーがあることは知っていたが、音楽療法学会での快適さを記憶し、初めて参加した。

再び、そこに集う人に攻撃性が乏しく、穏やかな雰囲気の持ち主であることを発見した。松井先生を慕う人々の集まりのためか、音楽療法を志す人々の故か、解らない。音楽を愛するためではないことは、ナチの収容所で、支配者が音楽演奏を好んでいた事実だけからでも分るのだが。

夜の集いでは、各自がタンバリンや太鼓、木琴などの楽器を手にして、〈他者の〉気持ちを表現するセッションがあった。私はそこでも音楽表現が下手な自分を再発見した。その意味で「音楽療法」に傷つく自分はいた。だが、音楽を愛する自分もいた。帰宅してモーツァルトを聴きたくなってはいたのだが。

目の前の患者さんが「消えたい」と語るとき、私はじっと自らの音楽体験を思い浮かべる。痛みのない人より、感じない人よりも、あなたは世界を見たのだ。そう伝えたい。そして得意と思ってしまった言葉で人を傷つけてきた、つまり日々の加害者体験を思い出す。遠い昔の大学オーケストラでも私は音楽の才能の乏しさを言葉でやり返していた貧しさがあった。それを無念に思い出す。

バレンボイムが云っていた。

「作曲家には四つの種類の人々がいます。面白くない作曲家。面白い作曲家。偉大な作曲家。そしてモーツァルト。モーツァルトは誰にも比すことができない。全ての音が当たり前のようにそこにある。いつ演奏しても、すべてのフレーズが、その瞬間に生まれたかのように響く。自分のいるべき場所へと常に連れ戻してくれる存在です」。

モーツァルトは音楽家でありながら、音楽の才能のない人を揶揄・罵倒したが、彼の音楽を聞き、攻撃性を感受する経験は無理だろう。ベートーヴェンも随分他の音楽家を批判したが、彼の音楽から攻撃心を読み取ることは出来ない。スターリンがショスタコーヴィチの『ムツェンスク郡のマクベス夫人』を批判したときに、ショスタコーヴィチの反抗心を嗅ぎ取っただろう。それは正しかった。しかし、スターリンに苦しめられたショスタコーヴィチは確かに恨みを抱えつつ、その音楽は他者への恨みを超えてしまっている。

攻撃的音楽の表現はある。あるいは人間の攻撃性と音楽活動の関係を探る研究もある。だが、私が聴く音楽の狭い範囲で思い出せば、グレゴリヤ聖歌、パレストリーナからシューマン、ヴェルディを通り、クセナキス、ペルトまで、音楽を聴いて攻撃される感覚はない。

私が中学生からモーツァルトを聴き続け、五〇代になってからシューマンを多く聴いてきたのは、自らの攻撃性との中和であったかも知れない。彼らの音楽は他のいかなる書物より、いかなる芸術より、いかなる人よりも私の心を平和に導く。私は心の底から音楽に感謝する。

（二〇一七年三月）

補記：冒頭に述べた、球技に翻弄された彼女は元気になったと聞いた。嬉しくてならない。

第2章　優しき薬物依存症者　山梨ダルクを通過した人びと

1　東北の薬中

私にはもう一度会いたい薬中がいる。生きていれば四二歳、多分生きているとは思うのだが、ここ二年音信が途絶えている。

彼が山梨県にやって来たのは、二〇一四年四月、三九歳のときだった。山梨ダルクに入所するため、東北からはるばるやってきた。地元山梨のダルクに入所して、何らかの精神科医療の関与が必要な人はほぼ全員、私が診ることになっているので、私と出会った。

日本では薬物事犯で刑務所に入ると、教育プログラムを受けることが出来る。しかし、日本の刑務所の被収容者の約二、三割が薬物事犯なのだから、とても全員とはいかず、多少、見込みのある人たちが選ばれてその教育プログラムの対象となる。

さらに、ここ一〇年くらいの動きだろうか、薬物依存と見なされた被収容者にはダルクの存在が伝えられる。ダルクは純然たる民間の薬物依存症回復施設であり、民間有志からの援助金は貰うが、国・自治体などからの補助金はないまま、薬物依存症の回復を殆ど一手に引き受けてきた。そのダルクを国が頼っている、頼らざるを得なくなった現実がある。現在日本には約八〇か所のダルクが存在する。山梨県には二か所あるが、いずれも男性のみが対象で、女性を対象にするダルクは全国にまだ四か所しかない。

「メッセージ」と称して、ダルクメンバーが刑務所を訪れ、受刑者と一緒のミーティングが開かれている刑務所もある。

刑務所の中でダルクを知り、本人も「ここをでたらダルクへ行ってみようか」となれば、刑務所はダルクとも連絡を取り、出所の日、刑務所の出口までダルクのスタッフ――彼らも全員が「元薬中」なのだが――が車で迎えに来てくれる。

幸いなことに、ダルクで回復プログラムを受けている間は、生活困窮者の殆どは生活保護を受給できる慣習が日本各地の自治体に根付いている。

☆　☆　☆

彼は五回目の刑務所を出たばかりで、合わせて一四年のムショ暮らしの末だった。

父は刑務所を出たり入ったりのヤクザで、現在は塀の中だった。母も覚醒剤とアルコールの常習者で一人息子であった彼が一七歳のとき、肝硬変で亡くなった。

彼は一五歳のときから覚醒剤にはまり、母亡き後は祖父母に育てられるも、喧嘩と薬が絶えない少年時代を送ってきた。シンナー、大麻、LSDとさまざまな薬物にすがって生きて来た。

暗い顔だった。覚醒剤の後遺症で「殺してやる」という幻聴が執拗で消えなかった。大量の向精神薬が処方されていたが、「眠れなく、窓を開けると虫が飛んでいるんだ。頼むから急に薬を減らさないでくれ、幻聴と幻覚がもっとひどくなるのが怖いんですよ」と私に訴えた。

私の知る限り、日本の刑務所に勤務する医官は幻覚・不眠などに対し、これでもかと言う程に大量の向精神薬を処方する人たちと、逆に殆ど処方しない人に区分される。前者の方が圧倒的に多いようだ。程よい処方が少ないのは、刑務所に限らない日本の精神科医療の現実でもある。

ダルクに来て三日目だったが、上述の幻覚がひどく、薬も調整したく、私の勤務する病院へ入院となった。もちろん彼も望んだ。

あまりに多量の睡眠薬と鎮静の強い向精神薬を少し減らすと「幻聴が悪化した」と訴えるものの、少しずつ納得し、表情に明るさがほの見えた。

一月足らずで退院したが、そう間をおかずにダルクの仲間との人間関係に躓き、二回目の入院となった。暑い夏だった。ある日、急に語る。

「父が出所したんです。知人から聞きました。父の面倒を見て一緒に暮らします。一回しか会ったことがない父親でも父親ですから」。

暴力を振う父だった。育てて貰った記憶もまったくない。「家の人は私を嫌いだった。友だちはいない。思い出すのは母と祖母の死です」と語っていた彼であったが、唯一の身寄りである父との生活を望んだ。

上述したようにダルクの回復プログラムを受けている間は、日本ではほぼ生活保護が受給されるが、勝手に飛び出せば、その時点で生活保護は廃止となる。飛び出した先で、急に入院でもすれば、その際に再び生活保護が再開されたりはするのだが、生活保護はあくまでも「回復支援」である。

誰もが父との同居は無理であると説得したが、彼は意見を変更せず、生活保護の廃止も承知で東北へ帰っていった。かなりの精神科の薬を服用中でもあり、私は施設名は空欄のまま、「精神科」宛の紹介状を書き、彼はそれを持って行った。

ところが帰り着いた故郷でとりあえず泊ったホテルで幻覚が悪化、自ら救急車を呼び、緊急の入院、さらにその入院先でトラブルを起こし、強制退院となる。

その日、暑い中を探し当てて着いた実家には父は不在、不安になり、市販の睡眠薬を大量服薬、再び緊急入院となった。こんな騒ぎを経過し、彼は再び山梨に戻ってきた。ダルクは戻りたいという薬中を殆ど断らない。元のダルクが不適当と判断すれば、別の地のダルクを紹介する事例はあるが。

☆　☆　☆

二回目に山梨に戻ってきた彼だったが、今度は持病の喘息が悪化、さらに全身の筋肉硬直を起こし、内科へ緊急入院となった。それが軽快し、すぐに施設、つまりダルクに戻るのは危険と判断され、私の病院へ三回目の入院となった。それが同じ年の秋だった。

当初は自分で食事も取れなかったが、徐々に回復していった。それでも歩行困難が続き、「俺が歩けないのはわざとと思っているんでしょう。でも、本当に歩けないいんですよ」

車いす生活をしながら、歩行訓練を続け、二か月も経ったろうか、歩けるようになり、彼のお気に入りだった作業療法室で私にコーヒーを煎れてくれた。

「俺は水商売が長いから、コーヒー煎れるの上手なんですよ」

終始、彼を疎かにしない看護と作業療法士（ＯＴスタッフ）が心に響き始めたようだった。表情のいちばん和やかな時期だっただろう。

「俺はダルクには戻りたくないんですよ。住吉病院が気に入ったから、甲府に住みます。仕事見つけますから大丈夫ですよ。信用して下さいよ」

「無理、無理、すぐの自活は無理だから一旦はダルクに戻りな」

の押し問答を何回も繰り返したが、彼の気持ちは変わらなかった。

二五〇人も入院している病院であり、外来通院者も自由に歩き回る病院だから、彼を助けようとする仲間はどこかで見つかる。運転免許はとうに取り消されていたが、免許のいらない「コンパニオンの送迎助手」を見つけたといい、退院していった。それが年を明けた寒い一月だった。福祉事務所と医療機関、そしてダルクの助言を振り切っての退院であったので、退院と同時に生活保護は廃止された。

退院して一週間後、仕事を斡旋してくれたはずの仲間の家で飲酒、暴れてしまい、おまけに不安が募ったか、過換気症候群を併発、救急病院を経由して、我が住吉病院へ四回目の入院となった。

「甲府で暮らしたい、仕事が見つかるまで生活保護を受けたい。なんで甲府の福祉は意地悪なんだ。他の市は駄目なのか」

市役所に出かけ、当座の借金を申し込むが断られる。そして、しばらく思案の日々を過ごした後に、生まれ育った東北の街の知人が仕事の斡旋を引き受けてくれたといい、そこへ帰る決心をする。

住吉病院のグラウンドには大きなソメイヨシノがあるが、その桜も散った三月下旬、かれは帰っていった。交通費は地元の福祉事務所が払った。決して厄介払いではなかった。

安否を心配していたが、一週間後、彼の地元の福祉事務所から電話があった。

思った。

「無銭飲食で捕まった」

私は死ななくて良かったと思った。また、電話が来るか、ダルクから連絡でも来るだろうと思った。しかし、あれから二年、彼の消息を聞かない。

たった二年、しかし、遙か遠い昔のような気がして、ハッとする。ときどき彼の人生を思い出す。幸福とか不幸とか、そんな二律背反のような表現ではくくれない人生があったと思う。覚醒剤、シンナー、アルコール、色々な薬物に溺れてきた人生。それでも生き続けてきた彼に拍手を送りたい気持ちがある。もう一度会いたいが、生きているなら彼は何を考えているだろう。

私が薬物依存症や摂食障害、自傷行為の人に会い、親からの虐待、放置を見てきた。子どもを鬱陶しく思う親、心理的に棄ててしまう親。だが、私の出会った元・子どもはおしなべて親を慕っていた。疎まれても疎まれても親に向かってゆく。あとで述べるように例外はあるのだが。

一年ほど前、フジテレビの「ザ・ドキュメンタリー」で「母さん、なぜ僕を棄てた」を見た。幼児期に養護施設に預けられた子どもが成人して母を探し歩く物語だ。見つけた母はアルコール依存症だった。治療を勧めるが、必ず途中で挫折し、母はとうとう死んでしまう。

親に棄てられた子どもは親を探し歩く。彼はどうしているだろうか。

2　関東のアル中

彼は生きていれば五三歳になる。だが、もう会えない。三年前に亡くなったからだ。彼は関東の小都市の生まれ、中学を卒業して、寿司屋や酒造会社で働いた経験がある。一〇代から大量飲酒があり、飲酒で暴れて警察に保護された興奮のさなか、パトカーの中で警察官の手袋を盗み、実刑判決を受けた。これは彼の話だからどこまで事実かは不明だ。

精神科へ入院したこともあったが、回復せず、山梨ダルクにやってきた。二〇〇八年、四四歳だった。違法薬物の経験はない。ダルクはもともとは覚醒剤とシンナーのひとが殆どだったが、アルコールで病院治療などで功を奏しない人も引き受けていた。病院における治療プログラムはどうしても期間が区切られ、日本のアルコール専門病棟の多くは三か月で「プログラム終了」とされて、「社会に帰りなさい」となる。

六五歳過ぎの老人、あるいは身体障害や精神障害が重ければ、救護施設、グループホーム、老人ホームも行き先としてはあるが、中年で治りが悪いだけの人は行く場がない。そんな時にはアルコール依存症の人もダルクを勧められ、事実ダルクで数年の共同生活をしながら回復していく人も多い。ダルクは病院よりはるかに諦めないのである。

しかし、彼は最初からダルクが嫌だった。「俺は変な薬物は使わないよ」――アル中がしばしばはけ口にするプライドを語っていた。アルコール依存症の人はしばしば、「俺たちは統合失調症のような気違いではない。薬中のような違法な薬は使っていない」という。だが、私の経験上、最も平均寿命に届かないのが彼らだ。

彼は山梨に来て、すぐに情緒不安定で入院となった。以前にも農薬を飲み、自殺未遂があったため、ダルクのスタッフも心配したからだ。

一月ほどで退院し、外来に通っていたのだが、大晦日の日に「これから死にます」と遺書を書き、ダルクを飛び出し、飲酒をして道路に倒れているところを発見された。一旦は救急病院へ搬送されたが、命に別状なく、翌日、つまり新年の一日に私の病院へ二回目の入院となった。

一月も経たずに、入院中に外出して殺虫剤と酒を飲み、救急病院へ搬送された。そしてまた住吉病院へ戻ってくる。入院中はそれなりに自助グループにも参加、やる気を示す。ハローワークに言って職探しもする。そんな繰り返しがしばらく続いた。郷里の兄は優しく、出来る範囲の経済援助を続けていた。

四回目の退院を短期間で終え、二〇一〇年の後半の半年がもっとも平穏な時期であっただろうか。四五歳の誕生日を一人暮らしのアパートで迎えた。父が亡くなっていた実家の墓参を済ませ、地域活動をする総合病院のヴォランティア活動に参加、公園清掃、草取りや稲刈りを手伝った。

順調なはずだったが、年末に飲酒、住吉病院へ三年間で五回目の入院となった。従来は観察されなかった腹水が溜まっていた。かなり飲んだらしい。どうしても甲府に住みたいという願いと兄の経済援助も限界に達した事情を考えると、福祉施設で妥協するしかなく、本人も納得した。そして、甲府市内の施設に退院していった。

幸運なことに、腹水は殆ど消失していた。

施設では他の入寮者の面倒見がよく、職員の評判も上々であった。ホームヘルパーの学校に通う許可をもらい、休まずに通い、ホームヘルパー二級の免許を取得した。そして、四六歳の春、ヘルパーとして働き始めた。これが軌道に乗れば、再びの一人暮らしも手が届くかに思われたところが……　何を考えたか、考えなかったか、小さな万引きを起こし、逮捕はされなかったものの、勤務先の知るところとなり、実質解雇となった。

☆　☆　☆

不運が重なる。肺癌が発見される。それも予後不良の扁平上皮癌であった。彼はもともと喘息の持病があり、それでもタバコが好きで止めずに来たのだが、これも喫煙が禁忌である肺気腫も進行していた。

県立病院に入院したとき、手持ちの現金は殆どなかった。それでもテレビカードを換金し、そのお金で喫煙、ひどく叱責されたが、手術はしてもらえた。無事に終り、寮に戻って抗がん剤の投与も始まった。彼なりに現状に耐えていると思っていたが、正月明けの一月二日、無断で外出して首つり未遂を起こした。母から優しい手紙は届いていたが、既に世帯を持った兄弟たちのいる故郷に帰ることは叶わずにいた。そして、私の病院への六回目の入院を納得した。

ひと月間の入院でそう嫌々ではなく、「もう一度働きたい」と元の寮に戻った。抗がん剤と痛み止めの麻薬の日が続いたが、住吉病院での毎週水曜日の夜のＡＡに通い、「お茶当番が楽しいんですよ」と語っていた。

ＡＡは基本的には、公民館、教会など、地域の無料、安価な場所を借りて、開かれるが、住吉病院は週に一回、場所を提供してグループの開催を応援してきた。

春になると、福祉と兄の許可がおり、二年ぶりにアパートを見つけて一人暮らしとなった。夏、肋骨への転移が見つかった。癌は一回でも転移が見つかると、生命予後が厳しくなりがちだ。その時点で私は覚悟をした。

つき合う女性が登場した。はっきりとものを言う姉御肌の女性であった。抗がん剤の副作用は辛かったが、希望を持ち「俺にも奇跡が起きるかも知れないんですよ」と言っていた。

それでもミニスリップ（再飲酒）があり、暮れの一二月に七回目の入院となった。

また、ひと月後に退院したが、今度は新たな転移がみつかり、放射線治療に通っていた。痛みが我慢できなかったか、痛みを理由に飲酒が止まらなくなった。自ら救急車を呼び、県立病院へ再入院する。

しかし、再び入院中の喫煙が発覚して強制退院となった。そして、三月に住吉病院へ八回目の入院となった。

それまでも幾度となく関係者の話し合いが持たれてきたが、今回は末期患者を対象にグループホームを経営している某医院が紹介され、そこへ退院していった。痩せが目立っていた。癌は徐々に全身に広がり、その年の十一月に亡くなった。五〇歳だった。私がケースワーカーと見舞った二日後であった。

☆　☆　☆

彼はスリップを続けた。酔ってはよく人と喧嘩をし、折角できた友人とも殴り合いの喧嘩を繰り返した。肺癌になってもタバコを止めなかった。生活保護や経済上の事柄では、しばしば自分に都合の良い理屈を並べ、周囲を辟易とさせた。実に我が儘なアル中であった。しかし、愛すべき人柄でもあった。興奮すると吃音が聞き取りにくくなっても懸命に自分の意見を喋り続けた。

自殺未遂を繰り返した。私は彼になぜ、それほど繰り返すのかを聞かずに来てしまった。彼が肺癌にならなければ今頃、どうしているだろう。どこに住んでいるだろう。

彼なりに懸命であった事実を私は忘れないでおこうと思い、この文章を書いている。ダルクの人たち、ＡＡのメンバーも同じ気持ちでいるだろう。

3　作られた薬物依存・畠山鈴香さんの場合

二〇〇六年春、青森県との県境に近い、秋田県で彼女は自らの子どもと近所の子どもを相次いで殺害した犯人として世間に知られた。彼女の生涯についての、私の以下の記述は鎌田慧『橋の上の「殺意」　畠山鈴香はどう裁かれたか』(平凡社、二〇〇九年)による。彼女が逮捕されてから、幾人もの精神科医が診断を試み、精神鑑定を行った。意見の違いも大きかった。その隔たりについて私は確定的な判断は出来ない。実際に会っていないからである。だが、私はこれまで鎌田慧の著作を読んできた経験から、著作に書かれた事実はそのままだろうと信じている。

父はアルコール依存症で、暴力を振うのが常であった。その暴力の記憶は鈴香さんの生涯に消えることはなく、男性の大きな声を聞くと脅える習性となって残った。

同級生のいじめは苛酷であり、ホースの水を頭から掛けられ、給食のおかずを手で食べさせられた。

一〇代から精神科に通院し、いわゆる安定剤などが大量に処方されてきた。ＯＤ（Over Dose＝過量服薬のことである）で命を落としかけ、摂食障害が疑われたこともあった。

裁判になり、検察官は「あなたのお父さんはどのようなときに暴力を振ったのですか」「頭のおかしい人ならともかく、突然、娘に暴力を振いますか」と繰り返し質問する。彼女は「きっかけというものはありません。突然です」と答えるが納得してもらえない。検察官は事実の確認をしたかっただけかも知れない。

だが、暴力の被害者は、相手がなぜ、その時に暴力を振ったかは理解できないのである。その人が暴力を振いたくなる衝動に負けたときに暴力を振う。それだけなのだ。

私は公判記録を読みながら、ここだけは検察官に理解してもらいたいという気持ちを抑えられなかった。

それは子ども二人の死についても広がる難点ではある。彼女は終始、自分の子どもについての殺意を認めなかった。

彼女は自らの子どもを橋の上から落としたときの詳細を「覚えていない」と繰り返す。

娘がどのような表情であったか、母に何と言ったか、娘の手を放したのか、振り払ったのか、娘はどのようにして橋から落下していったの……　質問をする方は回答を求めるが、彼女は「覚えていない」を繰り返し、それが誠意のない態度を受けとられてしまう。

捜査段階の取り調べでも、事件の細部について、「思い出せ、思い出せ」と怒鳴られる。苦しくなって意に沿わない調書に署名をする。それは、現在の日本で無念なことにありふれた光景だ。

私は畠山鈴香さんが解離性障害であり、そのため犯行当時の記憶がないと断定は出来ないだが、その可能性は常に考えるべきであり、それは精神科医の義務だろう。

人間の記憶にも〈回復〉がある。その回復は難詰されて出来るものではない。自らの辛い過去をひとつの安心を支えにしながら、思い出し、語り、自分の記憶として紡いでゆくものである。思い出せる状況が浮かび上がったときに、人間は記憶を回復させ、自らの記憶に納得し、その記憶を自分の物語の一部として育ててゆく。

「「健忘」の状態から強引に引きだされるのは、一種の拷問である」（同書）と鎌田慧が指摘するのは精神医学の見地からは至当なのである。

医療刑務所に勤務していた精神科医・石川義博の行った永山則夫の精神鑑定は、人間の回復と記憶の回復が平行して行われた稀有な例であった。永山則夫は信頼を見いだした精神科医の前で初めて、自らの本来の記憶を取り戻すことが出来、それは裁判の有利・不利を超えたものであった。堀川惠子『永山則夫　封印された鑑定記録』（岩波書店、二〇一三年）は誠実にその過程を捉えている。

現実の多くの精神鑑定にはゆっくりとした回復の記憶に伴走する余裕が乏しい。だから、一見、解りやすくはなるかも知れないが、心的事実には合わなくなる事情が増えてしまうのである。

☆　☆　☆

私が多く診てきた病的窃盗の人たちがいる。千円程度の物を万引きし、初回は執行猶予なり罰金刑となるが、繰り返せば、一年ほど刑務所に行く。それが分っていて万引きを繰り返すのだ。通常の感覚では割が合わないはずだ。それでも止まらない。

摂食障害を合併する場合が多いのだが、取り調べになると、盗んだ理由を言わねばならない。盗んだ事実ははっきりしているのだから、「理由があるはず」となる。それは本人も認めざるを得ない。「理由が分りません」は世間では通らない理屈である。

そして「お金がもったいなかったから」などの、〈理由〉が作られてゆく。法的には〈常習累犯窃盗〉と呼ばれてしまう彼女・彼らの万引きは経済的に余裕のある場合が多いのだが、それでも「節約したかった」の理屈は通りやすい。

だが、実際に彼女・彼らの話を聞いていると、盗んだ理由も盗まなくなった理由も「分らない」ことが多いのである。刑罰を受ければ懲りるかと言えばそうとも限らない。なぜなら、数回の刑務所暮らしを経て、再犯してしまう人もいるからである。また捕まっては困るから真剣に考える。だが、「分らない」のである。私はその事実を認めるしかない、認めることから出発すべきだと考えている。

精神鑑定の話しに戻れば、そこでも「分らない」ことは意外に多いのではないだろうか。鑑定書を作る段階で「分らない」ことが多すぎては困るだろうが、すくなくともすぐには分らないことの多さに留意すべきであろうと私は思う。

現在の日本では判決が確定されると、「事件は終った」と見なされる。一体、あれほどマスメディアが騒いだ畠山さんの現在に関心を示す人が少ない。これは刑事政策上だけの課題ではなく、日本社会全体の貧しさと狭量さを示す。無期懲役囚として刑務所にいる畠山鈴香さんが、いま、何を考えているか。それこそが問題なのだ。あるいは、一〇年先の彼女が何を考えているか。それを考え続ける作業こそが、人間を知る作業だと私は思うのだが。

最近NNN系列で放映された「ドキュメント'17　少年A」はそこを考えようとしていた。少年Aは実は沢山いるのだ。彼だけの特殊な問題としてはならない。罪を犯したとされる人のその後の人生を如何に誠実に考えるか、それが人々と国の良識でなくてはならない。

4　ミニODの人

毎週、水曜日の朝、九時過ぎに外来を訪れる一人の人がいる。昔にも通院していたが、いつしか姿を消し、数年の間隔を経て、再び私の前に登場し、ここ五年は外来を欠かさない。仕事はしている。昔から家族の食事時間が嫌だった。不機嫌な人が集まる時間だから。誕生日は嫌い。自分が生まれてきた日だから。彼女の悩みに極度に無関心の両親がいる。

彼女には数種類の、そう強くはない睡眠薬が処方されている。睡眠薬には依存性、換言すれば習慣性があり、長期に連用することは勧められていない。過量服薬をすれば、ひどいときには呼吸停止に陥る危険もある。現に、外来で突然死する患者さんに大量の向精神薬投与による、心臓への負担が問題視されている。たまにだが、県内の他の精神科に通院している人が、自分で薬の多さを不安に感じ、当院を受診することがある。

住吉病院は「薬は多くない」と一部の人に知られているためもある。薬の効果、副作用、強さなどを説明すると驚く患者さんが実に多い。睡眠薬には強さの差があり、効く時間の差も大きい。それらについて何の説明もなく、一分間診察で危険な薬が処方されている。

私は彼女に睡眠薬の一部を七日分ではなく、毎週八日分処方している。主に仕事が終る週末なのだが、彼女は二日分の薬を飲み、いつもより少しだけ深く眠る。それを繰り返す。たまにそのミニＯＤを週に二回してしまい、「薬が足りなくなった」と申し訳なさそうな表情で、水曜日以外にも外来を訪れる。私は健康保険の査定を喰らわないように別の処方を考える。大量ではないが、医師が片棒を担ぐ、主に睡眠薬系統の依存症を「常用量依存」と呼ぶ。私はそれを作っているのだろう。

私は彼女を叱咤しない。彼女のするミニＯＤは確かに体によくはないが、致死量ではない。それは私も彼女も知っている。彼女の傷と痛みは過去の事象ではなく、毎日の生活で繰り返されている。彼女はそれと毎日闘っている。そしてＯＤの日は、その闘いに疲れて一休みする夜である。彼女が表現する「一日ＯＤが出来る安心感」を奪う勇気は私にはない。もし、奪えば、彼女はどのように絶望するかを想像したこともあった。現在は、彼女の好きな音楽をたまにｉｐｏｄで聞かせてもらいながら、ある意味で淡々と処方を続けている。

私の外来通院をしている別の人が、あるとき、もっと薬が欲しくなり、別の精神科を受診した。そこの医師は住吉病院に通院している事実を知りながら、乞われるままに強い眠剤を一か月分も処方した。私は電話で苦情を伝えたが、その医師は文字通りの馬耳東風で、何の危機感も不安も持ち合わせていなかった。その医師は精神不安を訴える患者に昼間から強い眠剤を処方する。眠らせておけばよいと高をくくっているのだ。それでも日本では許されている。軽蔑しても何の効果もないと知りつつ、私はその医師への軽蔑を抑えきれない。日本で認可されている全ての薬には「容量」が定められいるが、医師がそれを超えた処方をしても、「特別な場合」「医師の裁量」として、処罰は愚か、査定もされないのが現状である。

私は彼女に少なめの睡眠薬とほんの少しのあてにならない日々の希望を処方しているだけかも知れない。だが、本当に絶望したときに、私が軽蔑した医師の所には行かないだろうと信じている。

☆　☆　☆

もうひとり、もう一度会いたい薬中を思い出した。彼の家はごく普通だった。二〇歳で覚醒剤にはまり、七回、合計一七年間の刑務所を経て、山梨ダルクにやって来た。当時、四五歳であったから、人生の三分の一強、成人に達してからで計算すれば、二五年のうちの一七年間を刑務所で暮らした。彼が最初に刑務所に入ったのは二五歳だから、そこを起算点にすると二〇年のうちの一七年間を刑務所で過ごした。とても四五歳には見えず、五〇代半ばの風貌であった。

彼自身は幻聴か耳鳴りか区別が出来ないと語っていたが、私から見ると覚醒剤の後遺症としての幻聴の可能性が強く、向精神薬が有効に思えた。処方を提案すると、

「覚醒剤は好きだったけど、精神科の薬は抵抗あるんですよ」

といって控えめな笑顔をするのが常であった。しかし、数年後には「精神科の薬って効くんですね」と穏やかな笑顔を見せてくれるようになった。

山梨ダルクにいる間にC型肝炎の治療を終えることが出来、四年間のミーティング経験を経

てダルクを退所し、アパートでの一人暮らしを始めた。ミーティングは欠かさず、地元の刑務所のメッセージ活動にも参加した。かつては刑務所のメッセージ活動は「受刑経験のないもの」に限られた時代があったのだが、現在はそのような制限は取り払われている。大体、薬中の殆どは刑務所にお世話になった経験があるのだから、その貴重な体験を回復支援に活用しない方がおかしいのであったが。

さらに二年後、彼はいつもの控えめな笑顔で挨拶して、生まれ故郷の東京へ帰っていった。五一歳になっていた。刑務所にいない六年間が嘘のようだと語り、以前のように控えめな視線と笑顔は変わらなかった。

聞き伝えでは元気に暮らしているという。もう、五四歳になるはずだが、刑務所に戻る可能性は消えたはずだ。

5　藤沢周平の世界

私はダルクなどを通過する薬中と会うと、藤沢周平の世界を思い出すことがある。藤沢周平が円熟期に入りかけた五二歳で書いた『橋ものがたり』は、私が人間を考えるときに読みたくなる一冊である。江戸の隅田川や小名木川にかかる橋を舞台に据え、そこを往き来する人々の出会いと生活を、情感豊かに描いた連作短編集だ。その中に「殺すな」という物語がある。

吉蔵は船宿に務める腕のよい船頭だった。あるとき、船宿のおかみ・お峯に誘われ、関係を持ってしまう。強引なお峯に言われるがままに船宿を辞め、しばらくして逃げてきたお峯と隠れて所帯を持ち、ひっそりと釣船の船頭で暮し始めた。

当初は順調だった生活はお峯が日陰の裏店住まいに飽き、川向こう、つまり浅草での遊びを恋しく思うようになる。吉蔵は心配が重なってゆく。

ある夜、吉蔵が山谷堀までの客を乗せる。その中にお峯の夫・利兵衛がいた。

「お峯はどうしているかね」

「何のことですか」

「とぼけても駄目だよ」

大柄な利兵衛に殴られても、しらを切り通した吉蔵は現在の棲処を明かさなかった。だが、事情を知られてしまった吉蔵の仕事はやりにくくなっていた。お峯の気持ちは徐々に離れ、元の鞘に収まることを考え始める。隣家で一人暮らしをしている浪人者・善左エ門に打ち明ける。

「すこしくらい叩かれても辛抱します。浅はかで、浮気な女がやりたいことを全部やったんです」

「このままいたら、お互いに憎み合うだけになるんです」

吉蔵とお峯の隠れ家を探し当てた、利兵衛の使い三人がやって来る。吉蔵はいない。力づくで連れ戻す覚悟で来ている。慌てるお峯だが、善左エ門が間に入る。

「今すぐに戻せと言うのは無理だろう。逃げることはないと保証するから今日は帰れ」

「それほど戻って欲しいのなら、主人に自分で迎えに来いと伝えなさい」

この騒動のあと、お峯は利兵衛のもとに帰ろうと、両国橋へ向かう。気がついた吉蔵はすぐに追おうとする。

「(殺してやる)。あの橋を渡しゃしねえ」

善エ衛門が止める。

「行かせてやれ、お峯がいとしいか。いとしかったら、殺してはならん」

善エ衛門には、深い悔悟があった。江戸詰から帰ったとき、妻の不義の噂があり、思いあまって妻を切ってしまった。

「斬らんでもよかった。いとしんでおったゆえ斬ったと思ったが、違うな」

吉蔵も善エ衛門も、しばらく涙を滲ませた。

☆　☆　☆

ダルクも薬中も殺人事件や不義と関係がある訳ではない。だが、人間に降りかかる運命、偶然、抗う意地、無念さ、信ずるに値する人との出会い、ときに裏切り……　月並みな表現になってしまうが、瀬戸際に立たされた人間の哀切極まりない心情。私は藤沢周平の描く世界と薬中の世界が通底している感覚を持ち続けている。薬中やダルクの人を思うと、藤沢周平を思い出し、藤沢周平を読むと、ダルクの人たちを懐かしむ。

私は人の人生を、幸福な人生と不幸な人生という風に仮にでも二つに区分してしまう考えに反対である。それも薬中の人から教えてもらったような気がする。

寺山修司が言っている。

「映画に主題歌があるように、人の一生にも主題歌があるのではないだろうか。そして、それを思い出して唄ってみるときに、人はいつでも原点に立ち戻り、人生のやり直しがきくようなカタルシスを味わうのではないだろうか」（『日本童謡詩集』立風書房、一九九二年）

私は薬物依存はひとつの家出のようなものだと思うことがある。家出の中で出会ったもの、歌が薬物依存かも知れない。私は薬物そのものが主題歌とは思わない。だが、あるとき薬物に溺れたあなたは薬物依存という主題歌に巡り会ったのかも知れない。それをあっさりと棄てないことだ。私は薬中に願う。人生のどこかで出会った、その主題歌を簡単に手放すことなく、歌い続けて欲しい。その歌は遠くまで響き続けるだろう。

追記1――――つまらなそうなことをひとつ思い出した。「うたう」とは、警察用語で、ヤクザなどが組織の秘密を自供する、裏切ってしまうことを指す。警察の内部告発にも通じる。佐々木譲に『うたう警官』という傑作があったが、題名を理解する人が少なく、後に『笑う警官』と改題されたのは実に残念であった。ここから連想を飛躍させるなら、主題歌を歌うとは、自分の歩んできた過去と対話を続ける舞台であろうか。

追記2――――私は、敢えて〈薬中〉〈アル中〉という表現を用いている。薬中は「薬物中毒」の略語であり、アル中は「アルコール中毒」の略語である。それぞれは医学用語として生き残っているが、現在では文字通り、身体的に薬物が体に蔓延している事態を指し、薬物が止められない慢性疾患としての「薬物依存症」とは区別されている。

〈薬中〉、〈アル中〉は上記の略語としての意味だけではなく、薬を止められない人格崩壊者（そう考えられていたのはつい数十年前の出来事である）への蔑称でもあった。そして、それを逆手に取り、自らを〈薬中〉と名乗ることには、世間から見下されようと、無視されようと、自分たちで必死にもがいてきた誇りが滲んでいた。私はその誇りを含んだ表現を簡単に棄てたくないのである。ちょうど、ソ連の崩壊で「社会主義」が一掃されたようにはなりたくない。現在では、グループで自己紹介をするときにも「アルコール依存症です」「薬物依存症です」という人も増えたが、二〇年ほど前は、誰しもが「私はアル中です」「俺は薬中です」と名乗っていた。

また、昔からなだいなだが指摘していたことだが、「中」という漢字は「ものにあたる」意味であり、「百発百中」「食あたり」のように用いられる。その意味では「薬中」は正確な表現でもある。

現在は問題が更に複雑化した。二〇一三年に米国で発表された「精神障害の診断と統計マニュアル第５版」、通称ＤＳＭ５で、「薬物依存症」の呼称が廃止され、「薬物使用障害」という、私から見れば味も素っ気もない診断名に変更されたからだ。アルコール依存症も「アルコール使用障害」となった。世界保健機能の診断基準ではまだ「アルコール依存症」「薬物依存症」は生き残っているが、世界を支配するのは、政治・経済に限らず、精神医学の世界にあっても米国なのだから、先行きは怪しい。

従って、米国の診断基準からすれば、〈薬中〉は二世代前の呼称になるかも知れない。精神医学の世界も「米国に倣え」が横行しているのである。

（二〇一七年八月）

補記：二〇一九年冬現在、「東北の薬中」は生き延びているとの知らせを受けている。成人後の人生の大半が刑務所であった薬中も東京で元気に暮らしている。希望はここにある。

第3章　アルコール依存症とDV

1　アルコール依存症と暴力

ＤＶ、すなわちドメスティック・ヴァイオレンスの言葉を知らない人は少なくなった。ＤＶは原則として、夫婦間、あるいは恋人、昔の恋人間の暴力を指す。

かつての家庭内暴力は、定義上は夫婦間の暴力を含んでいたとしても、現実には子どもが親に対する暴力を指すことが多かった。つまり、子どもが親に立ち向かう暴力が議論の主流であった時代があった。その波は消えてはいないが大分遠のいた。少なくとも日本の子どもは真実大人しくなり、特殊な場合を除けば、親に暴力を振う気力はどこかへいってしまった。私は少し寂しい気持ちがする。子どもから親への抵抗が自傷とか摂食障害という形をとっている可能性を考えるからだ。もちろん全てではない。しかし、自らの拒食を明確に親への抵抗だと表明する中学生はいる。自らを傷つけるという形で親に抵抗するのは辛いではないか。

子どもから親への暴力は減り、逆に親から子どもへの暴力・虐待と夫婦間、といっても大半は夫から妻への暴力であるが、それが家庭内暴力として生き残った。精神科医の私がＤＶ、あるいは親子間の家庭内暴力の相談を受けるのは、主にアルコール依存症に絡んだ暴力である。

家族間の暴力であってもアルコールが絡んでいると精神科受診を考えやすいのは、アルコール依存症が病気としての社会的認知がある程度進んでいるからであろう。まずは暴力の背後にあるかも知れないアルコール問題、アルコール依存症の可能性を考え、何とかしてみよう、アルコール問題に多少は詳しい精神科医に相談して見ようとなる。そうして私の前にアルコールと暴力の問題を抱えた夫婦が登場する。私がアルコール依存症に魅力を感じ、彼らに会い続けて来た歴史が家庭内暴力を間近に見る経験に繋がったのである。

アルコール依存症の家族に決して限らないのだが、始まりの誤解は暴力はアルコール依存症につきものだというものだ。「アルコールを飲むと暴力を振う。だからアルコールさえ止めればよい」と思っている人は多く、この誤解は妻の側に多い。確かに飲酒をして暴力を振う人はいる。だが、それは少数派である。そしてアルコール依存症の診断基準に暴力の有無は入っていない。

アルコールを飲むことにより、感情のたがが外れる現象はあるだろうが、元々暴力を肯定していなければ、暴力に及ぶことはないのである。暴力を振うのは、飲酒をする前から、ある条件では暴力を振ってもよい、やむを得ないだろうとの潜在的価値観がその人を支配しているからである。米国で長くDV加害者の治療に当たってきたランディ・バンクロフトが『DV・虐待　加害者の実体を知る』（明石書店、二〇〇八年）で、DVは感情の暴発の問題ではなく、その人の持つ価値観の問題であると主張するが、私はDV、さらに一般の暴力もその人に潜在する価値観の問題だと思う。

現実にはその価値観を所有するのは男性に圧倒的に多く、さらに肉体的暴力は男性により有利であるから、結果として男性が女性に暴力を振う場面が多数となる。従って、アルコール依存症においても、飲酒をして暴力を振う人は圧倒的に男性が多く、被害者は女性という結果が表面化するに過ぎない。

☆　☆　☆

日常の臨床場面を振り返って見る。アルコール依存症の男性は妻に暴力を振い、アルコール依存症の女性は夫に暴力を振われて私たちの前に登場する。あるいは「ついに登場」させられる。私の臨床経験の範囲だが、男性アルコホリックのうちで暴力を振った人の率よりも、女性アルコホリックで暴力を振われて来院した人の率の方が高い。その理由は明白で、男性にとって自分がアルコール依存症になったときよりも、妻が夫の意に沿わない行動をし続けるときに、如何に暴力を振いやすいか、つまり男性の暴力はアルコールを引き金にする場合はあるだろうが、根本的には性の問題であること、さらに言えば、性による怒りと支配の問題であることを示しているだろう。

飲酒やアルコール依存症が男性らしさと考えられた歴史がこのような誤解を生んできた。「酔っぱらうと暴力を振う」のではない。もともと、暴力への嗜好性のあるひとが、酔うとより暴力を振いやすくなるに過ぎない。アルコール依存症の男性が暴力を振いやすいと考えるのは大きな偏見である。

顔を腫らせてやって来たアルコホリック。足に紫色の痣を作って来たアルコホリック。みな女性だった。私の勤務するアルコール病棟のスタッフは怪我をした女性アルコホリックが入院してくると、敢えて問わずとも、なんとなくその怪我が夫によるものであることを察知し、ときに涙をこらえながら、女性に対する共感と無念さを含めて納得する習慣を持つ。

ひとり、手ひどく殴られた来た男性アルコホリックがいた。彼は家庭で息子に蹴られ続け、外来に着いて、やや入院をためらった途端に再び、私たちの見ている前で息子の暴力に曝されたのだ。私は受け持ちの医師ではなく、遠くから見ていることしか出来なかった。

アルコール病棟ではそのような日常が繰り返される。男性アルコホリックの名誉のために再度言っておきたい。現実のアルコール依存症の男性は、至って気の弱い人から図々しい人まで様々であり、暴力を振うのは少数である。

暴力の被害に対して、「私が悪いのだから」と自らを説得する女性は当然いる。その光景は、私に親に暴力を振われた子どもたちを思い起こさせる。なぜならば、少年・少女期に頬を叩かれた人に私は無数に会い、思わず「どんなときに」と聞くと、「悪いことをしたときです」と答える人が少なからずいるからだ。悪いことと言っても買い食いであったり、長電話であったり、実に暴力の原因とは程遠い「出来事」なのだが、それを悪いこととして納得させてきた彼ら、彼女たちの少年期に、私はいつも悔しい思いをしてきた。

怪我をして運ばれてきた多くの女性たちが、酒が止まらず、あの世に旅立ってしまった。殴られても酒が止まらなかったことだけは事実なのだが、その先を考えると、殴られた傷は飲んで死んでも仕方がないとの諦念を深め、彼女たちの絶望が死を早めたのだろうかと思い、悲しみが私からは消えない。

私が懸命に回復を祈った女性アルコホリックのうちで、死者の多さは辛い記憶である。

2　冷静な暴力

その人は六〇代で強健そうな人であった。仕事は定年まで勤め上げたが、客とは暴力には至らないが危ういトラブルがあった。昼間から飲み、明らかにアルコール依存症であった。近隣との揉め事で暴力があり、警察も関与していたが、逮捕には至っていなかった。

再三妻への暴力があり、妻がかなりの怪我をしたため、今度ばかりは警察が介入し、逮捕され、しばらくを留置場で過ごした後に、私の病院へ強制入院となった。

閉鎖病棟で飲酒は出来ないから、数日もすれば素面となる。次第に他の患者さんをそそのかす、隠れて目立たないほどの、つまり痕が判明しないほどの暴力を振う場面が観察されるようになる。自分の血圧が危険だといい、病棟の公衆電話を使い、救急車を呼ぶなどの行為が目立つようにもなった。入院中、強制入院をさせた私とは会話を拒み、殆ど話をすることがなかった。家族の証言によれば、彼の父は大酒家であり、飲酒をすると幼い子どもに暴力を繰り返したはずなのだが、彼自身はその問いかけに頑と否定を通した。

「そんなことはありません」

暴力を受けた事実を認めるのは自身のプライドが許さないようだった。それは彼の傷であったはずだが、暴力で受けた傷そのものを認めたくなかった、さらに言えば、傷ついた少年期の歴史そのものを認めたくないのだろうと私は想像した。

アルコール依存症については認めるかと思うと、一転して認めず、アルコール依存症のプログラムに参加することは一貫して拒否した。結局、妻が実家に戻り、その他の家族も離れ、彼は自分の家に帰っていった。

別の人もいた。彼はいかに貧困から身を起こし、立派な家を建て、妻と子どもの生育に力を注いできたかを力説した。妻に手を挙げたことは認めた。

「あまりに生意気なこと言うので叩いたことはある。しかし、怪我をするような暴力ではない。今回は私にほうきをもってかかってきたから振りほどいただけだ。それで妻が転んで骨折をした。子どもたちが急に妻の味方になって騒ぐ」。

多くのアルコホリックと同様に「子どもに手を挙げたことがない」ことを強調していた。

アルコール依存症で暴力を振う男性が現れれば、私は必ず家族に尋ねる。その暴力はいつから始まり、どのようなときに生じ、飲酒とどこまで関係があるのか、飲酒をしないときにも暴力はあるのか、妻以外も対象なのか。

統計は取っていないが、飲酒時以外に相手の暴力を経験しない妻はいる。その場合、飲酒問題を解決すると、暴力も解決することは多い。もともと、暴力志向の弱い男性ということができるだろう。

深刻なのは、飲酒時以外にも暴力を起こしている例であり、必ず繰り返しの暴力がある。そして、このような人は、飲酒時にもある種の冷静さを失わずに暴力を行使している。妻に威圧的であり、暴力が威圧と同じ平面に存在することを教える。

妻以外には手を挙げないのがその例だ。酩酊し、前後不覚になれば、誰にでも手を挙げそうに思うが、そうではない。

「決して子どもには手を挙げたことがない」と誇らしげに語る男性には多く出会ってきた。それは、「酔って、見境いがなくなりその結果暴力を振う」との神話が如何に事実と異なるかの証明である。手加減も多い。ＤＶ男性はしばしば「相手が怪我するようなことはしていない」と語る。事実、多くの加害男性は相手に怪我をさせない程度に暴力を振うことが多く、ときに「失敗」をして相手に怪我をさせてしまう。怪我をさせれば警察が出てくることを知っているかのようである。このような弁え方は「感情が激して暴力を振う」との神話が事実ではないことを証明している。

☆　☆　☆

ランディ・バンクロフトの説明は「ＤＶの加害者が感情を抑えきれず、暴力に走るのではなく、もともとあった価値観によって、つまり暴力を振ってもよいとの価値観から暴力が生ずる」とする。自制心を失うのでもない。冷静さを保ち、破壊しても勿体なくはない家具を破壊し、傷の残らないほどに痛めつけるのは日常である。

コミュニケーション能力の障害でもない。なぜならば、逮捕されたときなどに実に巧妙に言い訳を述べる能力があるからだ。私の出会った男性たちも「いかにやむを得ない事情で暴力を振わざるを得なかったか」と実に巧みに述べるのであった。

ランディ・バンクロフトはいう。

「DV加害者プログラムで大きく変わる男性は、変わらなければ相手の女性が必ず離れていくことが分っている人たちか、男性が保護観察下にあり、保護観察官が彼に本当に虐待に向き合うことを厳しく要求する場合だけです。つまり変わるために最初に必要なのは、自らの動機ではなく、外圧です。相手の女性を傷つけたことを、彼が本当に悪かった感じていたとしても、その後悔だけで真剣になった参加者を私はみたことがありません」

かなり悲観的な見方であり、私は完全に同意してよいか自信がない。

バンクロフトは、アルコール依存症は自己破壊的であり、長期的には生活が成り立たなくなるので「底をつく」が、家族内の暴力は加害者にとってはいささかも破壊的ではなく、むしろ悠々と生活が出来るので、アルコール依存症のようにどこかで「底をつく」とはいかないのだと考える。

すこし、話題がずれるが「底つき」は最近のアルコールの関連学会では極めて評判が悪い。「アルコールの援助者は、彼らが体も家族もぼろぼろになって、底をつくのを待つのではなく、相手の気持ちを汲み、自発性を重んじ、病気に主体的に取り組めるように援助するべきだ」と言われる。だが、「底つき」を批判する人たちは、理解が浅く、「底つき」を心身ともにぼろぼろになる事態としか捉えていないようだ。

「底つき」がそのような状況を指すと考えるのは、その治療者たちがそう考えて実践してきたからに他ならないというのが私の批判である。社会主義と同じで、よくよく歴史を中身を味わってから、棄てるべきかを熟慮しなければ、その考えを編み出した人に失礼であろう。

「底つき」とは現在の状況に行き詰まりを感じ、さらには行く手が見えない絶望に囚われつつ、しかし、光が見える感覚がする。今まで自分流に生きて来た道とどこかが違い、はっきりはしないが別の道があるかも知れない。一度は棄ててきた仲間ともう一度出会ってみようか、誰かにすがってみようか、そのような微かな希望を感受する瞬間、その方向性を言うのだ。瞬間と言っても幾月にもわたることがあるだろう。それでよい。自分の位置と歴史を再発見する瞬間として、底つきは依然として大切な転換点であると思う。人は「このままのやり方では駄目だった」と思う瞬間が必要なのであり、それはいかなる精神科疾患でも変わりはなく、暴力の加害者が立ち直るときにも同じ感慨が必要であると私は思う。

3　理解しあえなかった人びと

私はアルコール依存症の人を愛してきた。その中にはほとんど友人と呼べる人も多い。彼ら、彼女たちから人生の深い叡智を学んできた。彼らはどこかで「降参」した人々であり、その魅力がある。「底つき」の浅い解釈が、底つきの評判を無為に悪化させているが、一つのことにでも底をついた人の謙虚さは光を失わない。彼らは決して人生の敗者なのではない。あくまで一つのことには「争いをやめた」人であるに過ぎない。

しかし、私はアルコール依存症者の中でDV加害者はひどく苦手であった。幾百人ものアルコール依存症者に会ってきたが、DVを「悔い改めない」アルコール症者と意気投合することは出来なかった。

DVを認めない、「大したことではないですよ」という人たちはアルコール依存症自体も認めることが少なかった。彼らは家族、医療者の助言に身を寄せることを「敵の軍門に降る」が如きに考え、アルコール依存症に詳しいなどと紹介される男性医師である、私のアドヴァイスなど聞きたくもなかっただろう。私が医学上の知見を含めた病気の説明を始めるならば、その途端に、彼らは私を圧倒的に妻の味方と受け止めたであろう。夫婦のどちらかがアルコール依存症の場合、つい妻に味方している自分がいる。自覚をしても容易にその性向は変化できなかった。

私が暴力を振って悔いないアルコール依存症の人を苦手としてきた理由は自分でも分っていた。私自身が肉体的な暴力を苦手として来た歴史がある。

私は小学生の頃、小柄だったが相撲は強かった。体育の授業は決して苦手ではなかった。しかし、暴力に対しては幼いときから嫌悪感が強く、暴力が介在する喧嘩は出来なかった。教室では相手を負かせる言葉を吐き、暴力を振わずにすんできた。けんかで勝つ自信はなく、怪我も血も怖かった。私の言葉は暴力の代行装置であり、「暴力が怖い」事実は「暴力を蔑む」態度へと変換し、私は生きて来た。しばしば夢を見た。中学生の頃に私が言葉で傷つけた級友が登場し、どうやって謝罪したらよいかが分らず、心臓が高鳴ったまま覚醒する夢は、私の三〇代まで続いた。

私が暴力を振わないですんだのは、上述の恐怖感からだけではない。むしろ、それは小さい理由かも知れない。暴力を振わずに来たのは、学校・家庭・友人と生活のいかなる局面でもそこまで追い詰められなかったからでもある。

いくら恐怖感が強くとも、追い詰められれば暴力を振ったであろう。

私は単に暴力を振う機会がなかったに過ぎないといったが、記憶の限り一回だけある。もう三五歳くらいだったろうか。親友と話をしていて、かっとなり彼の顔を殴ってしまった。彼の眼鏡が破損した。友人が止めに入りそこで終った。瞬間的に追い詰められたのかも知れないが、かっとした理由が思い出せない。換言すれば、それほど大した理由もないのに暴力を振ったわけだ。しかし、あれから三五年間、私はこの場面を思いだし続け、私はこの友人を他の友人より少しではあるが、軽んじていたことが彼に暴力を振い得た理由であることを知っている。つまり、選択と差別をしていたのだ。かっとしても殴らない相手はいる、夫婦間暴力と同じことを私もしていた。何らかの理由で、あるいは自分で自分を追い詰め、それでも「選択」は働くと、私はただ一回の自らの経験で思う。暴力とは選択である。もちろん、いじめや暴力団のように、他者から暴力を振うことを強制され、それを逃れることが恐怖となった場合には別の論理が働く。

私は暴力を「気楽に」否定してきたと言ってもよいだろう。だから、暴力を振い、平然とする男性との相互不信は当然であった。相手も私を苦手としただろう。暴力を振う男性に対する蔑《さげす》みの気持ちが私に潜み、それが相手に伝わってしまえば、相手は「暴力を振う、振いたくなる気持ちの分らない人間」、「世間や男女関係を知らない人間」として、私を侮蔑するだろう。蔑みは何も生まない。何も解決しない。暴力と侮蔑、それは自分の少年期からの課題である。

☆　☆　☆

加害者臨床は現在の精神科にとっても重要な課題であり、『加害者臨床』という本もある。加害者のグループワークを熱心にする相談機関もある。だが、どこかで加害者について「人ごと」の私がいた。

ＤＶであった人のカルテを読み直すことがあるのだが、内容の乏しさに自分でも落胆する。

加害者との会話が全く成立していないのだ。このあいだもヤクザの人が外来にやって来た。彼の思い通りの処方を私がしないと分ると、警察官の前であるにも拘わらず、そのようなことは意に介さず、いきなり私の座っている椅子を蹴り、私に殴りかけてきた。こんな目には何度もあってきたが、私は慣れることが出来ない。

私の出会ったＤＶ男性は殆どがその後、離婚した。つまり、自己を悔いて妻に詫びたのではなく「そんなに俺を非難するのなら別れよう」という決断をしたのであった。当然ながら、彼らには精神科医としての私に対して、侮蔑の記憶しか残らなかったであろう。

4　背後にある、暴力の許容

味沢道明はメンズリブから出発し、現在は「日本家族再生センター」を運営し、加害者男性の援助を先進的に率いている人だ。多くの男性が彼のカウンセリングとグループによって回復していることをその著作から知ることができる。

『殴るな！　男のための脱暴力支援』（日本家族再生センター、二〇〇五年）は暴力の加害者男性に対する暖かな視線に溢れ、加害者がひどく特別な人間ではなく、充分に回復し得る人々であり得ことを教えてくれる。加害者を信用しすぎる、加害者に甘いとの批判があるようだが、私はそうは思わない。先に挙げたランディ・バンクロフトの悲観的加害者像とはまた違った男性への信頼を感ずる。

私は一九七二年、「男社会の息（生き）苦しさを考えよう」と題するチラシを「思想の科学」の周辺で配った経験があるが、いま思い返すと男社会を観念的に批判していただけであり、数回の会合は開いたが、味沢道明のような実践はまったくなかった。もちろん、年齢も違ったのだが。暴力を振う男は私の視野になかった。

私は彼の暴力加害者への共感に全面的に賛意を表したあとで、いくつかの感想を述べたい。彼は暴力を振う男性の病理を次のように述べる。

「多くのＤＶ加害者はその家庭という特別な人間関係においてのみ、暴力的になるのであって、その個人の精神病理ととらえると根本的な見誤りとなる。……彼らは閉ざされた家庭や密室化したクラブハウスなどの空間で生き抜いていくためにその場の人間関係における暴力という文化に適応し、暴力を内面化・無意識化している。従って、ＤＶは個々の男性の病理ではなく、男が暴力的社会、暴力的家庭に適応することによって必然的に起こる社会病理の症状である」（『殴るな！』）

「そもそもフェミニストカウンセリングが社会病理としてＤＶをとらえるとするならば、加害者の存在も社会病理としてとらえても当然であり、加害者の個々の資質や性格のものではないと考えても不思議はないのだけれど、ＤＶ男性の特質は個人の病理のように対応しているのではないかと私には思えて理解しづらい」（『殴るな！』）

後段はフェミニストカウンセリングに対する鋭い批判であると私は思う。

ただ、誰でも社会の病理を背負って生き、それに影響を受けつつ個人の病理を発展させるのであるから、社会と個人を過度に対立的に考える必要はないだろうと私は考える。社会規範の内面化に常に抵抗するのも人間であり、誰しもが生きている社会の病理と個人の病理を重ね合わせて生きている。再び、私個人の例に戻るならば、友人の彼を殴ってもよいとの選択は私の育った日本社会に影響は受けてはいたが、その価値観を選んでいたのは私自身であると思うのである。

味沢は、加害者が上司を殴らず、妻を殴るのは選んでいるからではない。「上司を殴らないのではなく、上司は殴れないのである」「力の支配構造と力の方向性は固定しており選択の余地はない」とする。

だが、「殴れない」と「殴らない」は二項対立だろうか。「殴れないから殴らない」のは一つの選択とは言えないだろうか。警察官の前で大人しくなってしまう人は、確かに「（警察官を）殴れない」のだろう。だが、それは彼の内在する価値観で「警察官を殴ると大変な目にあう」と理解しているからだ。それも選択ではある。殴れない相手を殴れる相手を区別していることそのものが冷静な選択と言えはしないか。

また、妻を殴っても子どもは殴らなかったと弁解する人はどうであろう。子どもは肉体的にも家庭内の力関係からもより殴りやすい存在ではないのか。しかし、その子どもを殴らないのは彼の立派な選択ではないだろうか。

「血を分けた奴は殴りませんでしたよ」という男性にも会ってきた。それはもう立派な差別ではないか。

私は思う。妻に暴力を振うのは、確かに暴力社会の社会病理を反映させているだろう。だが、警察官の前で大人しくなってしまうDV男性もまた社会病理を反映させている。警察は家庭内の争いには不介入と言われ続けて来たが、それは半分の事実であり、いざとなれば、警察機構は逮捕・勾留・取り調べを含めてはっきりと暴力装置となる。警察・検察機構とは、我々を犯罪から守ってくれもするが、逆のときもあり、公平に見て気ままな装置であるとの認識が必要だ。またここでいう〈暴力〉は身体的暴力のみを言うのではなく、絶対的な拘束力である。DV男性に限らず、日本に住む人はこの日本における警察の効力を熟知しているから、大人しくなるのだ。

暴力の大元は国の権力装置にある。その国の刑務所における待遇、刑罰のあり方と、DVの激しさ、様態が無縁ではないと私は考えている。その意味でDV男性は社会病理を反映させている。しかし、再度繰り返すが、社会病理を強調しすぎれば、個人の選択する価値観が見逃されるだろう。誰しもが社会病理の中で生き、そのなかで個人の価値観を研がれていくのではないだろうか。

５　被害者自身の価値観

次に暴力の被害者のことを考えよう。現在のＤＶ臨床で被害者の姿勢を問うことは殆どタブーとなっている。

「そんなに暴力を振われて、なぜ、逃げなかったの」

被害者に繰り返される、この問いがいかに被害者を傷つけ、元々の傷の追い打ちとなる事実が分っているからである。監禁された少女に「なぜ逃げなかったの」と問うのと同じとされる。「子どもを考えると逃げられなかった」「暴力の恐怖で逃げられなかった」「あとが怖くて逃げられなかった」「何とか夫が暴力を反省するのを待っていた」

様ざまな理由があるが、自分で問うことはよいが他者が問いかけることはタブー視されている。私はそこに少しだけ違和感を持つ。暴力団に脅され続けていれば逃げるのは難しいだろう。経済的困窮が待っていれば、逃げるのは難しいだろう。

現実には「逃げられない」と「逃げない」は紙一重の差であることが多いと私は思う。その紙一重の差で人は苦しみ、逃げられない生活を続ける。だが、紙一重の差を乗り越え、逃げてしまう妻のいる事も事実だ。

ＤＶの発生は加害者の問題である。被害者に何の落ち度もない。だが、成人男女間でＤＶが持続するには被害者も考えなければならない問題は存在すると私は考える。もちろん、「相手を怒らせる側にも問題がある」「妻の言い方もいけない」といった議論ではない。

ＤＶから逃げなかった、助けを求めなかった人は夫への愛を勘違いをしていた可能性がある、あるいは夫婦と暴力について自分の考えを内省する必要があるという意味である。それらの状況は大人と子どもの間の暴力とは違う。後者は徹底して物理的に逃げることの出来ない関係が前提である。

一九歳から四年半に渡り、恋人から激しい暴力を受け、完全ではないだろうが立ち直った中島幸子さんが書いた『マイ・レジリエンス　トラウマとともに生きる』（梨の木舎、二〇一三年）という本がある。レジリエンスとは最近の精神科臨床でしばしば使用される英語で、「病気になりにくさ、なることへの抵抗力」、あるいは「回復力」の意味でも用いられる。著者に「さん」をつけるのは私の気分である。なぜかそうしたくなったので、ここではその表現を続ける。

暴力の中で生き続けた中島さんの言葉は教科書にない真実がある。

「心のなかで死ぬ準備を何回もさせられた人は感覚も変わってしまうと思います」
「私の中には性暴力で死んでしまった部分があるように感じます」
「彼とつきあっていた間、私が感情を表そうものなら、大変なことがその都度起きていました。驚き、苦痛、恐怖であっても許されませんでしたし、喜びや楽しみはもっと許されない感情でした」

感情の表出を拒否させられた中島さんは彼と別れた後も、例えばデザートを食べるとき、味について尋ねられると「美味しい」と言わず、「よく出来ている」と答えたという。
「暴力の加害者と被害者の関係を、アルコール依存症の家族関係で用いられてきた「共依存」で捉えることには私は反対である」と中島さんは言う。

アルコール依存症における「共依存」とは、この人を回復させたいと思うあまり、そのひとから離れられなくなってしまう事態を言う。自分の価値観が「相手を助けたい」に絞られてしまい、自分を見失う。確かに家庭内暴力を共依存の枠組みで捉えてしまうと、女性にも責任があったかのようなニュアンスが響いてくるのだろう。

私も家族間暴力を「共依存」で説明したいとは思わない。しかし、暴力が長年持続した事態について、それは被害者が自分の価値観と無縁であったことではないと思うのだ。

☆　☆　☆

DVの被害者はある日、決断をして、男から離れる。もちろん、危険が待ち構え、成功するとは限らないが、中島さんのように逃げることに成功するときもある。「成功」は結果論だろうか。私はそうは思わない。

決意と思慮は成功の確率を高くすると思う。なぜ、ある女性は夫・恋人の暴力からさっさと逃げ、ある女性は逃げられなかったかは、相手の暴力・脅しの程度だけの問題と決めつけてはならないと私は思う。逃げた人と逃げなかった人の紙一重の差はある。

二年間逃げられなかったが、三年目に逃げられたとすれば、それを加害男性だけの問題にせず、なぜ、そこまで逃げる気持ちが決意に至らなかったかは考えなければならない。私はその問いが傷口に塩を塗り込む作業とは思わない。

私の出会った妻は「今度は我慢を止めようと思いました」と語ったり、「娘が警察に届けたので、踏ん切りがつきました」と言い、どこかで決断をした心境を語ってくれる。そこまでの時間が必要であった。わたしはその事実は尊重したい。

また、家庭内暴力という言葉が昔はなかったから分らなかったというような説明をときに聞くが、私は納得しない。暴力を暴力と判断するのは、命名の問題ではなく、価値観の問題であり、家庭内か家庭外かの問題ではない。教師が生徒に対して振う暴力は暴力であり、それ以外の何物でもない。暴力はどこまで行っても暴力なのである。

現在の状況がおかしいと判断するのは、その人の持つ判断力であり、状況に名前がつくからではない。摂食障害でも「昔はそんな言葉がなかったから、病気と分らなかった」という弁明がしばしばあるが、私は信じない。自分の頭で必死に考えるなら、現状が不健康か否かは分るのであり、病名の問題ではない。

「結婚するまでは本当に優しい人でした。結婚してからひとが変わりました」と語る妻もいるが、私はそうは思わない。結婚だけで人はそう簡単に変化するのではない。「こんな人とは知らなかった」「すっかり裏切られた」「欺されていた」と語る人も多い。だが、それも人を見る目のなかった事実の裏返しであり、私は二〇歳を過ぎた人が友人・恋人に対し、「裏切られた」と述べる恨みにあまり同調しない。「裏切られた」は常に受身の感情であり、私は裏切られたことよりも裏切った事実を忘れない姿勢に与したい。自分を裏切った記憶は何よりも大切なはずだ。

ＤＶが暴力を振う側の責任であることは当然だ、しかし、暴力が継続するには、人間関係の罠がある。経済的理由で逃げられない場合も多いだろう、それは当然でもある。逃げたあとを考え、迷い続けることもあるに違いない、しかし、それらの事情と平行して「その内、分ってくれるだろう」「私がどうすればこの人の暴力は止まるのだろう」と悩み続ける人もいる。

それは暴力をする側が暴力についての社会の価値観を都合良く内面化させているのと同じ

く、暴力を受ける側も内面化させているのだ。

価値観の問題はバンクロフトが指摘したように暴力を振う側の根底の問題だが、同時に振われた側の問題の価値観を一切問わない姿勢は無理があるというのが私の認識である。

6　別れられない理由の底

ＤＶ夫婦だけに限定される「別れられない理由」があるのではない。どの夫婦にもそれぞれ別れがたい理由があり、あるとき、どちらかが切り出し、あるいは双方が切り出し、紆余曲折はあるにしろ離婚が成立する。暴力はないが、経済的な理由で別れがたい夫婦は無数にいる。しかし、それを乗り越え別れてしまう人もいる。経済的理由一つと考えてもそれは、ＤＶ夫婦特有の課題ではなく、裏を返せば、乗り越えようとする人もいれば、現状に落ち着くことを選ぶ人もいるのだ。

私は「別れられない理由」が皆無とは言わないが、「別れられないことを理由に別れない」夫婦はたくさん見てきた。

宗教的理由が大きいと中島さんは記す。

「私が四年半逃げ出せなかった理由の中で非常に大きなものは、私が大切にしていた信仰を脅しに使われたということです。彼から、もし別れようとすれば教会の教えに背いたことをばらしてやると脅されました。これは私に一番効いた脅しです」

教会の教えに背いた事実とは、強引な性関係の中で妊娠し、彼にしか言えない中で中絶をした経験である。幼児洗礼を受けるほど敬虔なカトリック家庭に育った中島さんはこの事実に苦しみ続け、彼と離れたあと、二五年を経過して、少しづつ教会関係者と対話を続ける中で楽にはなってゆく。

苦しんだ人に対し、あなたの苦しみ方は方向が間違っていたというのは、助けにならないだろう。だが、私は考える。中島さんの異変に気がつかず、あなたの相談相手ともなり得なかった教会とカトリック家族とは一体何なのか。

そこへの怒りを封印したことこそが被暴力が続く遠因であり、回復の妨げではなかったのか。この教えに背いた事実に加え、これも内面化された規範が暴力相手と別れる機会を逃す理由の一つとなった正直な告白である。内面化された価値観は、被害者にとっても議論の対象であろうというのが私の考えである。あなたの宗教観はあなたを助けなかった。家族は何をしていたのか。なぜ気がつかなかったのか、教会の神父は何をしていたのか。そのような周囲の人間関係全体の問い直しが必要なのだ。それは決して水に溺れた人への追い打ちではない。被害者が自分の具体的な「対人関係」を見つめなおさなければ、次の被害者を防ぐことにも繋がらないだろう。

私が読める範囲で中島さんが被暴力を結果として受け入れてしまったもう一つの理由は家族だ。

「もし私がどれだけひどい暴力にあっているか両親が知ってしまえばとても悲しむと思いましたし、暴力が私の家族に向くことだけは何としても避けたかったので、家族が暴力のことを知り、私を彼から守ろうとする場面も避けなくてはならないとその頃の私は思っていました。ですから、絶対に親に心配をかけないようにと決心し、家に帰るときにはあたかも楽しい日々を過ごしている様子でいようとしていました」

彼女は恋人から度重なる暴力を受けたとき、両親に伝えると悲しむだろうと思い、言えなかったと記す。友人の誰にも言えていない。そこに問題はないだろうか。家族は何のためにあるのか。成員が苦しいときに語りあうためにあると論ずるのは教科書的で現実を見ない議論だとなるのだろうか。私は違う。

☆　☆　☆

私は摂食障害の女性たちが、しばしば自らの症状を家族に言えずに苦しんできた歴史を思い出す。摂食障害は親に対して抵抗している側面があるといったが、それは常に意識化されているわけではない。むしろ、発病によって親を悲しませたくないと考える子どもは多い。彼女たちは症状の本当の理由を家族に言えば、悲しませる、苦しませる、あるいは叱り飛ばされると考え、じっと耐えるのだ。幼いときに発病し、一旦は寛解したが、成人して再発する人がいる。「あの時、あれだけ努力をしてくれた両親に再発したとは言えない。がっかりさせるのはいやだ」となる。これらの苦しみは、暴力を受けて自らの親族などに伝えられない被害者の心情に重なると私には思える。

なぜ、自分だけが苦しむことを選び続けたのか、なぜ教会と家族は苦しまなかったのか。中島さんの友人はなぜ気がつかなかったのか。彼の友人は何をしていたのか。中島さんが彼の友人にも打ち明けられなかった理由は何なのか。そのような人間関係の広がりがなく、ひたすら二者関係の中で悩み続ける、そこにこそ、ＤＶ問題の一つの核心があるのではないか。中島さんだけが苦しんできたことそのものがＤＶ問題の核心なのだ。私はそれを主張したい。

あるとき、暴力を受けた女性がやってきた。かなりの暴力であり、緊急避難の可能性もあると考え、次回は可能であれば夫の来院と、そこで状況が好転しなければシェルター関係者との打ち合わせ日時を設定した。ところが、この日時は二度にわたってキャンセルされた。その理由は「女友だちに会う約束ができた」というものであった。彼女は少なくとも当面は「別れない」ことを選択したのだ。

暴力団男性から暴力を受けている人が来た。相手も幼いときに父からひどい暴力を受け、彼女が説明するには、「精神科受診が必要な人」であった。

彼女は生活保護を受ける身であり、経済的には男性と別れて困る事態は発生しないと知っていたが、「男が怖い」といいつつ、心のどこかでその人の来訪を日ごとに待ち、一年が経った頃、その人の子どもを産んだ。彼女を支配していたのは、暴力の恐怖よりも、男性への〈すがり〉であった。私は彼女を完全な被害者とは思えない。

暴力を受ける理由と暴力を受け続ける理由は異なる。私がアルコール依存症で学んだことの一つはアルコール依存症になるのはひとりで出来るが、アルコール依存症が幾年も続くには必ず、それを可能にしている人や人間関係が存在すると言うことだ。

ＤＶは加害者と被害者でだけ成り立っているのではない。その家族、友人、その人を取り巻く人間のネットワークの中で成立しているのだ。

7　暴力と精神科

暴力がなぜ精神科医療と結びつくのか。私の場合、その端緒にアルコール依存症の家族があったと冒頭に述べた。それは私に限るのではなく、多くの臨床医、特にアルコール問題に関心を持った臨床医には共通の感覚であろう。

しかし、アルコール依存症を離れても、暴力はしばしば精神科医療の話題となる。暴力を振うのは背景に精神的な問題があると推定されるからである。では、それはどのような場合であろう。

かつての家庭内暴力が示すように、親に暴力を振った少年少女は精神科に連れてこられた。その子どもが「精神的な問題」を抱えているとの類推が人々の頭を占領するのである。しかし、子どもに暴力を振う親は精神科には連れて来られない。よほどの暴力であれば誰かが通報し、児童相談所が介入してくるだろうが、それは滅多にない。さらに児童相談所が介入しても、親の暴力が治療対象になることは、ＤＶよりさらに少ないであろう。

なぜならば、親が子どもに暴力を振うのは、親にもそれなりの事情があったのではないかとの思慮が働き、親に精神的な問題があるとは見なされないからである。

子どもに明らかな虐待を加えれば逮捕される時代にまではなったが、文字通り、それは氷山の一角である。

学校で教師を殴ると生徒は精神科に連れて来られることがある。そのような生徒は事実上極端に減ってしまったのだが。ところが、生徒を殴った教師は精神的な問題を抱えた人とは見なされない。学校で教師が生徒を殴ると、行き過ぎはあったにせよ、教師なりの考えがあって暴力を振ったのだろうと見なされ、逮捕などされたためしはなく、せいぜい注意処分で終るのである。国家権力を背景にする人を除外するなら、相手に怪我をさせても逮捕されないのは教師とスポーツのコーチくらいである。この点で、現在の日本の学校と運動部、スポーツ団体は家庭よりもなお「聖域」であり続けているのだ。

これらの不公平は当然ながら、暴力を振う以前の力関係に由来する。力あるものが暴力を振っても「精神的問題」とは見なされず、力なきものが暴力を振うと「精神的問題」とされてしまうのだ。かつてないなだいなだが『いじめを考える』（岩波書店、一九九六年）で正確に指摘したように、いじめや暴力は軍隊の上下関係をそのまま引きずっているのだ。

精神科医療はそのような差別に敏感でなくてはならないと私は考える。街角で見知らぬ人に暴力を振えば逮捕されて終る。しかし、家族や学校内の暴力になるとひとは急に理由を考えたがる。暴力はいつ、どこで行われても暴力であるとの認識を忘れてはならない。

私は暴力を振う親や教師に精神科の病名をつけようとは思わない。助けにもならないであろう。ただ、自分を振り返るべきは地位と権力を持った、その人たちであるとの認識を持ってもらいたいと思う。また、精神科の病名がつかない人が、精神科医から見ると、かえって重大な問題を抱えていることはしばしばである。

☆　☆　☆

アルコール依存症を認めず、妻への暴力にひたすら弁明を述べる男性たちと私の折り合いは悪かった。だが、同じ暴力を振ったとしても、私が運営する摂食障害の家族の会である、「マーサウの会」に集ってくれた父たちを思い返すと、希望が湧く。

少数ではあるが、妻や子どもたちに暴力を振う父がいた。だが、暴力をやめ、子どもの病気に寄り添うことを始めた父たちに私は会ってきた。その暴力はアルコール依存症とまでは言えなくともアルコールに絡んだ場合が多かった。精神的な暴力も含めれば、実に多くの父がここから反省し、暴力に終止符を打ってきた。ただ、子どものしつけとして暴力を肯定する父は、「マーサウの会」にも現れず、暴力も止めない。

一九年に及ぶ、「マーサウの会」の活動を振り返ると、子どもの精神的な病気で悩み、夜の会合に集ってくれるだけで、私は父たちへの共感が湧き、その共感は無駄には働かなかったのであろう。この会に寄せた熱意の幾ばくかが家族に伝わり、父の暴力を停止するに資した可能性を考える。

メンズリブを深く理解しないままにチラシを配布した四六年前からの道筋を、私は日々の臨床で辿り直しているのかも知れない。

ＤＶ男性や摂食障害の父たちを考えていると、一つの記憶が呼び覚まされる。ＤＶ男性の多く、摂食障害の父のごく一部が、妻や子どもを名前ではなく、「あいつ」「こいつ」と呼ぶ場面に私は立ち会ってきた。

「こいつが甘えているんですよ」「あいつが生意気なんですよ」「こいつの言い方が気にくわないんですよ」

私はその表現が肉体的な暴力と同じように嫌であり、聞く度に自分が傷つくのを感じていた。どうしても慣れることがなく、滅多に直接的な注文をしない私だが「その言い方は止めませんか」と伝えても来た。私の気持ちが通じただろうか。いつも不安であった。

その不安はいまも消えないままだ。

（二〇一八年二月）

第4章 精神医療から死刑を考える

1 「死にたい」

私が精神科医になってから出会い、多少は親しくなった患者さんに自分の考えを伝える時間と場面がある。その例の一つは死刑制度である。

摂食障害や思春期の人と会っていると、「死にたい」「死んでしまいたい」とのくぐもった響きが聞こえてくる。決して叫ぶようにではなく、情けない自分を責めるような表情で語る。もちろんだが、思春期の人たちが「死にたい」と語るのは死にたいのではない。自らの死を思い浮かべざるを得ないほど辛いと語っているに過ぎず、「死にたい」とは「生きているのが苦しい」の同義語である。

私は、講演会などで演者が「本当に」という修辞を多用するのを好まない。それは語彙の貧困難を示している。だが、思春期の人が「あの時は、本当に死にたかった」「この間は本当に自殺を考えた」と語り、あるいは手紙をくれるとき、私はその真剣さを疑わない。

周囲から「死にたかったら死ねばいい」「どこかへ消えてしまえ」「気に喰わないならこの家を出ていけ」と言われ、自死の周辺をさ迷った人も数知れない。現在、私の眼前に登場する彼女、彼らたちはどこかでサヴァイヴァー（生き残り）なのである。

自殺がどのようなときに考えられるのか、自死はいつか選択としてあり得るのか、死にたくなったときに何を考えるのか、精神科の病名とは何を意味するのか、世の中で精神疾患を背負った少数者として生きるのはどのような苦難と、ときに喜びをもたらすのか…… そんな話題になったとき、私は死刑問題を共に考える。

思春期の子どもが親に対し、殺意を持つことは難しい。子どもは親を殺せば、物理的にも自分が生きてゆきがたいことを知っている。親を取り替えることが出来ない相談であることも理解している。子どもはどのように辛い環境にあっても自分の側の義を完全に正当化することが難しい。

虐げられた子どもにとって最も保持することが難しい感覚は「自分に理がある」との感覚である。そして、自死が現在の逃れがたい苦痛を放散させてくれるものとして身近に迫ってくるのだ。自分の苦しさを救う道は、自分の方が消えることだとの結論に導かれやすい。

従って親への殺意は難しい。それを乗り越えたごく少数の子どもが現実に親への殺意を実行する。子どもは眼前の親を殺さねば自らの命と精神が維持できないと思い詰めたとき、親を殺す。

親は眼前の子どもが邪魔であると考えたとき、殺す。

2　傷ついた部分・脆い部分に立つ

鶴見俊輔が『教育　再定義への試み』（岩波書店）を表したのは一九九九年秋であった。まだ七七歳であったその頃は、本の見開きに送りたい人の名前を手書きで書き、印鑑を押し、そうして出来た何冊もの本を自宅近くの郵便局に持って出かけ、投函するのが彼の流儀であった。そして、私の手元にも一冊が送られてきた。最晩年になるとそれは出来なくなったが、出版社に送り先の名簿を届けてお終いにするのは、鶴見俊輔の流儀ではなかった。

『教育　再定義への試み』は、自らが語るように、自伝的要素抜きには語ることの出来ないものとして「教育」が語られている。

初めの部分で鳥山敏子からの引用として、母親の与えた傷は生涯治らないほど深く、癒すのに二代、三代かかるとの言葉がある。

そして、正しさの上に正しさを積み上げるのではなく、傷ついた部分に根ざす力、自覚された自分の弱さ（vulnerability）が頼りになるのであると。鶴見俊輔のこのような自覚は正義の王（女）であった母からの逃散として生きのびる態度であった。

傷ついた自分、脆い自分を根拠に生きのびることは誰にでも出来るのではない。微かな救いがなければ人は生きのびることは出来ない。さらに子どもは生活力が乏しいのである。鶴見俊輔が一五歳で米国に留学し、別の道を発見できたのは、もちろん親の理解と財力があったからだ。それは彼の生涯の心理的負荷になったが、極めて例外的な幸運ではあった。

私が出会う少女たちにはこのような幸運は容易にはやってこない。必死に耐えるうちに自傷行為が始まり、摂食障害になり、薬物依存症になり、死にたい気持ちを抱えるようになる。

ここで語るのは女性たちなのだが、父の暴力、強権も深い傷を残すが、どこか、外部からやって来た傷として残る可能性がある。しかし、母からの無視、悪意は子どものなかに深く沈み込み、取り出しようのない傷として残る可能性を見てきた。換言すれば、子どもにとっての母はそれほど鋭利な存在であり、母とはその自覚に耐えねばならない存在である。

自分の傷ついた部分をむしろ支えにしようと、私も語って来た。同時に自分の中の脆い部分を支えにする日々がいかに困難であるかも味わってきた。

そして私は死刑問題を語り出すときがある。犯罪と死刑問題をともに考えて見ないかと。

☆　☆　☆

『教育　再定義への試み』には、後にしばしば引用される運命となった家庭内の逸話が紹介されている。

鶴見俊輔の息子が愛読していた『生きることの意味』の著者・高史明の息子が一四歳で飛び降り自殺をする。それを知った息子が「おとうさん、人は自殺をしてもいいのか」と尋ねる。鶴見俊輔は間をおかずに答える。

「してもいい。二つのときにだ。戦争に引きだされて人を殺せと命じられたとき。敵を殺したくなかったら自殺をしたらいい。もう一つは、君は男だから女を強姦したくなったらその前に首をくくって死んだらいい」

高橋源一郎がこのやり取りを高く評価しつつ、「即座に答えた鶴見さんが素晴らしい」と語っているが、それは誤解である。なぜなら、鶴見俊輔は軍属であった太平洋戦争の最中から、このことを考え続けて来たからである。決して息子の質問に急に考えて出した回答ではない。

3　死刑論議は終りが見えないのか

私は死刑制度に反対である。私の意見を聞き、納得する患者さんは多い。「先生ならそういう考えだと思っていた」と述べる人も多い。日本における世論調査では必ずといってよいほど死刑存置論がかなりの多数派を占めるが、私の出会う患者さんはそうではなかった。

私がどのような価値観を持ちながらこの仕事をしているか。病気と治療方針の説明だけで足りるとの意見もあるだろう。だが、私はそれが必要と思えば、治療者（この表現はいささか大げさなのだが）がどのような価値観をもって仕事をしているのかを伝える。私はアルコール依存症の人にも摂食障害の人にも、統合失調症の人にも伝える。価値観と無縁な精神科医療は患者との真の対話を妨げるものであると私は考えるようになっている。

看護師にアンケートをとったことはないが、私の想像では、看護師よりも患者さんの方が死刑廃止に対する理解が大きいように思う。それは彼女・彼らが死を自分の問題をして考えた経験があり、かつ先に述べた生き残りの人たちであると同時に少数を生きることを知っているからだと思う。

死刑賛成派にはその根拠があり、反対派にもその根拠がある。

世界中に多くの文献があり、日本には二〇一八年現在、第六版までを重ねた、三原憲三『死刑存廃論の系譜』（成文堂）なる六百頁になる大著もある。

日本は決して死刑廃止の論議が不調な国ではなかった。明治始めに、民権活動家の植木枝盛は死刑廃止論を書き、徳富蘆花は大逆事件をきっかけに「謀反論」などを表し、死刑廃止の論陣を張っていた。

戦後の日本では一九五六年の参議院に「死刑廃止法案」が羽仁五郎、高田なほ子らによって提案された。当時の議事録は『年報・死刑廃止２００３　死刑廃止法案』（インパクト出版会、二〇〇三年）によって全文を読むことが出来る。在野の学者であった羽仁五郎が国会で活躍出来た時代を遙か昔に思うと同時に、現職の少年刑務所長が、それまでの大阪拘置所長の経験を元に、「死刑廃止」を論ずる、国会で発言し得た時代が印象的である。だが、死刑廃止はついに国会においては多数を占める時代は来ず、不完全な世論調査にあっても多数の声として集約されることはなかった。

一九九四年に設立された「死刑廃止を推進する議員連盟」はかつては百人を超えたが、現在は三十人にとどまる。

死刑廃止を目指して運動を開始した「死刑廃止フォーラム90」は持続する運動を維持し、『年報・死刑廃止』の発刊を続けている。

五〇年前の国会議事録を読むと、すでに賛成・反対の議論は出尽くしている感慨に襲われる。五〇年前と現在の死刑廃止・存続議論は大きな違いを見せていない。強いて言えば、死刑廃止論のなかから、現状を少しでも打開するために「終身刑議論」がでているのだが。

私は議論が限りなく虚しいことを承知で敢えていくつかの論点を振り返って見たい。

（1）人を殺したから死刑が当然なのか

「人を殺したから、死刑になるのは当然だ」とする議論がある。新聞の意見欄にしばしば現れ、より典型的には国会答弁にも登場する。すなわち、「我が国には重大な罪を犯したときには、死んでお詫びをするという文化が存在する」との主張だ。歴代の首相、法務大臣の多くがこの引用を続けて来た。

だが、ここには決定的な錯誤がある。

現在の日本で年間の殺人事件は被害者数をとれば、七百人を超える位である。しかし、地方裁判所における死刑判決は二〇〇〇年以降の増加傾向があるが、年間二人から十八人である。もちろん、犯罪を犯した年と判決の年月にはずれがあるが、どのように見ても殺人を疑われた人の数パーセントだけが死刑判決を受けている。

「人を殺したら死刑が当然だ」との論議は、統計上、まったくの誤りであり、人を殺しても有期刑の人が殆どであり、老齢介護の果てに家族を殺害した人に「執行猶予判決」の例もある。即ち、「人を殺した」という事実ではなく、誰をどのような事情で殺害したかによって、死刑から執行猶予までの幅が存在するのが、現実の日本である。従って「人を殺したら死刑になる」の論法は現実に合致しない。

河合幹雄は現在の日本で死刑廃止を無理と考える法社会学者だが、殺人事件と死刑の関係を正確に捉えている。（『日本の殺人』ちくま新書、二〇〇九年）

精神障害者と思われる人が殺人事件を犯すときがある。それが見知らぬ人々を殺害した事件と分ると世論は死刑の合唱になる。しかし、身内の誰かを殺害したとなると、「理由があったのだろう」と世論は鎮まる。

現在の日本には「心神喪失者等医療観察法」が存在する。精神科では議論があったが、国民的にはそう大きな論争とならないまま、二〇〇五年から実施されている。かつての「保安処分」の別の姿と言えるが、重大な犯罪を犯したが、心神喪失・耗弱などの理由で刑事罰が不適当と考えられた人が、特別な精神科治療を強制的に、つまり法的に受けなければならない制度である。

そこには、家族を殺害したが、精神疾患のゆえと判断され、精神科での入院治療を強制された人々がいる。世間はその事実を殆ど知らない。家族以外を殺害した人は、まずこの制度に入ってこない事実は、既に述べた「家族内殺人には理由があるだろう」との思考の延長線にあると私は考えている。逆に言えば、家族以外の人を殺害すると、医療観察法によらずに刑事裁判による厳罰を求める世論が絶えず背後に控えているのである。

（2） 被害者感情について

死刑を論ずるときに被害者感情を無視できないと言われる。家族の一員が突然見知らぬ人に殺害されると、「相手を許せない」となる。誘拐殺人事件が典型的な例である。しかし、重度の精神障害を持った子どもを「苦しみを見続けることが辛かった」といい、絞殺した親になると、親の辛さが留保つきであれ、共有され、被害者である子どもの被害感情は殆ど議論から消える。子どもの兄弟の声も消える。

現在の日本で殺人事件の約半数は家族間で発生するにも拘わらず、そのような事件で死刑判決が下ることは極めて稀である。なぜか。家族を殺害するには殺害する方にもよほどの事情があったのであろうと斟酌されるからである。

私たちの文化は家族間の恨みに対し、極めて共感的であり、同情的なのである。それは日本の家族の現状を言い当てているとも言える。恨みに満ちた、ときとして殺意を持たざるを得ない家族を正確に見ていると言えるからである。

殺害された家族の親族が死刑を望まない場合もあるだろう。

だが、見知らぬ子どもを誘拐し、殺害すると、世間は死刑合唱が始まる。

「何の罪もない人を殺害して同情の余地はない」とされる。

被害者の家族が深く悲しめば、加害者の罪が増し、被害者の家族があまり悲しまなければ、加害者の罪が軽くなってよいのか。遺族が極刑、死刑を望めば、加害者が死刑になる確率が増えてよいのか。反対に死刑反対論者の家族を殺害すれば死刑を免れる可能性が高くなってよいのか。

被害者感情に過剰に重きを置けば、裁判とその判決とは、「被害者の名の下に行われる」結果となり、それは法体系そのものへの不信となり、法の平等は根底から崩れるだろう。そもそも「被害者感情」というが、殺人の被害者はすでに「物言えぬ」人となっているのであり、誰かが「被害者の代弁をする被害者」として登場しているのである。

遺族がいない被害者はどうするのか、遺族間で対立した意見が生ずるとどうなるのか。解決しがたい問題ばかりが出来するであろう。

「量刑は近親者を奪われたものの悲哀ではなく、被告人とその犯罪の性質だけを問題にすべきである」（一九八七年、米国最高裁）との見解に私は賛成する。

死刑廃止を論ずるとき、必ずと言ってよいほど一つの反論がやってくる。

「お前は家族を殺された経験がないから気楽なことをいっている。家族を殺されたら相手を殺したいと思うのは当然だ」

日本で家族・親しい人が殺人事件に遭遇する確率は非常に低い。従って、死刑に合唱する人たちは、自分の家族とは無関係に加害者の死を願っている。

それでも例外はあなたと私に襲ってくるかも知れない。私は自分の愛する娘を殺害した相手に殺意を持つだろう。そして待ち伏せをして殺す可能性を否定しない。娘を殺害しようとする人を崖から突き落とす可能性を否定しない。だが、私はその人を国家の力によって計画的に処刑台に送ろうとは思わない。自分の殺意を国家に委ねようとは思わない。その考えが浅いか否かは誰も断言できない。それを一つの道徳理念として考える人もいるだろうが、私は状況を貫く一つの思想であると考える。思想とはそのようなものではないのか。

死刑は法律問題ではあるが、奥深くには法理論だけでは解決し得ない。

(3) 生い立ち

死刑賛成論者の幾ばくかは、犯罪に対する生い立ちの影響を拒否する。

生い立ちが恵まれなかったこと、たとえば、父の犯罪、育児放棄により、寄り望ましい感情の安定が得られず、それが犯罪を留まらせるための弱さになっていたと、弁護人が論じたとしよう。しかし、生い立ち否定論は「同じような生育歴をもっていても立派な人は沢山いる。生い立ちをもって犯罪を免ずる事は不当である」と。永山則夫の裁判でも彼の生い立ちと兄弟の生活がしばしば比較された。

あるいは精神科の臨床でしばしば遭遇する事態なのだが、兄弟の誰かが、病気になった。あるいは犯罪を犯した。すると「私だってこの家族で辛い思いをした。しかし、それを乗り越えた。お姉さんが病気になったのは、家族のせいではない。自分の努力が足りないからだ」

このような話を私は無数に聞いてきた。同じ家庭に育ち、同じような父からの暴力を受けても、母からの無視を受けても、その人の感じ方、年齢、交友関係により、受ける影響に濃淡があるのはむしろ当然であり、「同じく育てたから、同じに育って当たり前」論は本人のパーソナリティーと感受性、可塑性などを無視した議論なのだが、自信を持つ親、苦労を乗り越えたと自負する同胞にはなかなか通じない。

「脆い自分に立つ」のではなく、「脆い自分を克服した自負に立つ」に至った同胞は冷ややかなのだ。育児に不安を抱える親よりも、自信を表明する親の方が、よほど子どもを傷つけるというのが、私の臨床経験であり、同じ事情が背景にあるだろう。

(4) 世論という存在

一九八一年、フランスの大統領選挙では死刑廃止が議論の一つであり、各候補者が意見を述べた。選挙期間中にミッテランは死刑廃止を公約に掲げ、語っていた。

「死刑の問題について、私は他のどのような問題にもまして、自分の考えを隠そうとは思わない。私は良心の深みで、死刑に反対である」

そのミッテランが当選したときにもフランスの世論調査では死刑存続が多数派であった。しかし、かねてから強い信念を持っていたバダンテール法務大臣は国民議会において、精力的な演説を繰り返し、三六九対一一三という票差で死刑廃止が可決された。

イギリス議会も同様であり、世論調査の結果を退けて、死刑廃止を実現させた。

世論と世論調査について二つの事柄に注意を払わねばならない。

一つには世論調査とはその方法にもよるが、設問に対し深く考えた末、あるいは議論を重ねた末の回答ではないという事実だ。急に死刑について問われた結果の回答に「多数派」を発見しすぎることは、私は「真実」とは呼べないと考える。

私は戦後の日本社会の脆弱性のひとつが世論調査の乱用であると思う。政府もそうだが、マスメディアは世論調査の結果をバックに社説を書く傾向が顕著である。

だが、その世論調査の結果とは常に怪しい、深く考えられた結果の数値ではないとの思慮が足りない。

もう一つの課題は、Nobless Oblige である。フランス語で「高貴さは義務を強要する」と訳されるが、「社会的に高い地位を持ったものは、社会に対し自らの責務を果たす義務を負う」という趣旨だ。フランスのミッテラン大統領とバダンテール法務大臣はこれを実行した。

戦前の日本の政治家には果敢に反軍演説を行う斉藤隆夫がいた。その伝統は失われつつある。

亀井静香は保守政治の中枢を支配した人でもあるが、政界から引退するまで「死刑廃止を推進する議員連盟」を辞めずにいた。警察官僚出身でありながら、冤罪の可能性に言及し続けた。私はその一点で、民主党政権で法務大臣になってから、「死刑廃止を推進する議員連盟」をさっさと抜け、死刑を実行した千葉景子より遙かに信をおく。議員の役割とは何か。自らの理念を持ち、それを国民に投げかけることではないか。

「死刑制度に世論の支持があるというが、このような問題について世論を理由として制度を存続させるべきではないだろう。政府は世論を死刑廃止の方向に動かす努力をすべきである」（一九九三年の国連の規約人権委員会委員の発言）。

（5）死刑は抑止力になるか

これは永遠の論争である。死刑囚に限れば、「（犯行後の自らが）死刑になればよい」と発言して実際に人を殺した人はいるが、死刑を考えて犯行をとどまった人の例を私は聞かない。従って彼らにとって死刑制度は抑止力にはならなかった。しかし、死刑を思い浮かべ、殺人事件を思いとどまった人が「いない」証明は誰にも出来ない。従って、この論争は果てがないのである。

ただ、米国テキサス州の殺人件数と死刑判決の多さは有名である。この州は「積極的に」死刑を持続していることで知られるが、殺人件数比率は常に米国全体を上回っているのである。

(6) 誤判について

死刑廃止を目指す論拠としてしばしば「誤判」が挙げられる。一旦、死刑を執行すれば後に誤判と判明したときに取り返しがつかない。

『死刑存廃論の系譜』の三原憲三も、最終的に死刑廃止への論拠としてこの理由を挙げる。死刑が取り返しのつかない処罰であることは事実だ。人類の裁判で誤判が消えることはないだろう。

明らかな誤判であった久間三千年死刑囚の場合、当初から誤判であったことは彼の裁判に係わった人々にとっては自明の事であった。それは無期から生還した足利事件と同じ杜撰な、意図的に改竄された鑑定方法による冤罪であった。しかし、彼の死刑は慌ただしく執行された。足利事件の余波により、拘置所内の久間さんのDNAを採取すれば冤罪は明らかになる。それを恐れた法務省は彼からのDNAが採取困難になるように死刑執行を急いだのである。そして、死後の再審請求は当然のことのように棄却された。

死刑執行後に冤罪が判明すれば一挙に死刑問題が問われる事態を避けたかったからである。

このように誤判問題は法務省当局を敏感にさせる問題ではある。

しかし、誤判でなければ死刑は許されてしまうのかという問題は終らない。加賀乙彦の小説で描かれた正田昭は殺人を犯した人であり、それを悔いて刑務所暮らしをしていた。誤判ではなかった。誤判のみを死刑廃止の論拠にすれば正田昭を死刑から除外する根拠が崩れてしまうだろう。

（7）「死刑」は残酷な刑罰か

現在の日本で死刑判決が予想される場合、弁護人から「死刑は日本国憲法が禁ずる残酷な刑罰にあたる」との主張がなされることがある。そして、判決は判を押したように「死刑は憲法の禁ずる残酷な刑罰に該当しない」となって帰ってくる。

この死刑が残酷か否かも結論のでない議論である。そもそも残酷の定義が人によって異なるのであり、互いの主張を譲らなければ、そこで平行線となる。

現在でも一部の国で実施されている、片足を切断するなどの刑罰と「どちらが残酷であるか」を議論することは虚しい。死刑が残酷な刑罰であるのは、その執行方法によるのではない。執行の恐怖を日々経験せざるを得ない日常にある。

（8）「私は死刑にならない」と優越感

学者の議論を除き、市民の間における死刑賛成論に最も特徴的なことを一つ考えるとすれば、それは「私は殺人などの行為をしない。したがって死刑になる可能性は皆無だ」という感覚だ。ネットの世界でも支配的である。

二つの感情が潜むように思う。一つは「私は殺人など犯さずにすむ境遇にいる」との思い込みだ。もう一つは「いかなる環境にあっても私は人を殺さない」という、その人の確信だ。この感覚が死刑賛成論の最も奥深くに潜む「優越感」であり、「自信」であろうと私は考える。この「優越感」を揺るがせるのは難しい。なぜならば、多くの人は実際に殺人を犯さずに一生を終えるのであり、確信を揺るがせる状況に遭遇しないからである。換言すれば、身近に殺人事件を経験しないからこその自信と言える。

従って大多数の日本人にとって死刑は想像力の問題である。

あなたは一切の犯罪を犯したことがないだろうか。父か祖父が中国との戦争で人を殺した経験はないだろうか。

戦争で上官に命令されて行った殺人は無実であり、平時の日本で行った殺人は有罪であるとの根拠は少なくとも倫理上はないだろう。

犯罪とはなんだろう。殺人とは無縁と断言する人も、一切の犯罪と無縁だったかと問われればどうだろう。

私はいくつかの軽微と考えられる犯罪を犯した過去がある。それは過失ではなく、故意であった。その大半は誰にも知られず、したがって逮捕もされずに来た。私がその犯罪を犯し、逮捕されなかったのは、少しだけ警戒心が強く、臆病であり、ずるがしこかったからに過ぎない。

無二の親友と言うほどではなくとも、それなりの年月を友人として交流してきた友人が、ふとした機会に「こんな人は死刑になって当たり前だ」「死刑にすればいいのよ」と洩らすのに居あわせる。その時ほど、私は友情が揺さぶられる感覚を持つときはない。

死刑の基準はない。どのように説明しようと、だれが死刑になりだれがならないかは、究極のところ「その時の判断」でしかない。米国で死刑制度維持派であった、ハリー・ブラックマン最高裁判事は語ったという。

「根本的な問題――この制度ははたして間違いなく、一貫して、どの被告人が『死に値するか』を判断できるか――について、肯定的な答えをすることは不可能である」（スコット・トゥロー『極刑　死刑をめぐる一法律家の思索』、岩波書店、二〇〇五年よりの引用）

☆　☆　☆

死刑を語りあうことがなぜ精神科の人の助けになるのか。死刑という国家による計画的な殺害行為を考え、ここまで私が述べてきたような被害者感情、殺人へ至る気持ちなどを考えてゆく作業は、孤独と自死を遠くから眺め返す作業に通じると思う。

あなたが他者に対して抱えた殺意、自分に向かった殺意、つまり自死への傾斜を、遠くに見える死刑から見つめるとどうなるであろうか。現在も繰り返されるシリア、スーダンでの内戦から見つめるとどうなるだろうか。

死刑反対論が近い将来、日本の国において多数派を占めるのは困難であると私は思う。残念なことにそれは日本の民度を示してはいる。フランスでもイギリスでも死刑が廃止されたとき、死刑賛成論が世論調査では多数であった。しかし、死刑を廃止した議員に対する侮蔑は起きなかった。そこが日本とは違うかも知れない。

消極的ではあるが、死刑存置論の立場に立つ、元最高検察庁検察官であった土本武司が、一九九六年、「フォーラム90」に招かれて語った記録が『年報・死刑廃止97 死刑―存置と廃止の出会い』に残されている。

土本氏は語る。

「死刑は存続か廃止かという議論は、従来すれ違いもしくは水掛け論に終始してまいりました。それはこの二つの議論の対立は論理の世界を超えて価値観の対立であるからです。

価値観の問題、価値選択の問題というのはそれぞれの価値が異なれば永遠に平行線をたどることになります」

死刑が殺人事件の減少に繋がらないことは既に明示されている。それを認めたとしても「あいつを死刑にしたい」との感情は「死刑になって当然だ」との道徳観によって絶えず、補強される。それは広大な海の波のように、押し寄せ繰り返されると私は感ずる。

死刑容認論から死刑廃止論に移った法律家・作家のスコット・トゥローは先の著書で自ら語っている。

「死刑には極度に象徴的な特質があり、アメリカ人の良心に根ざしている。私たちの生活において、価値観は絶大な意味を持っている。しかし、私たちが死刑に固守するのは、死刑には抑止効果のような実質的利点があるからではなく、むしろ、死刑は明確な道徳的声明になると我々が信じているからだ、と認識することが不可欠である」（スコット・トゥロー『極刑』）

私は死刑に賛成する人々がごく一部の人を除き、価値観、道徳観と言えるほどの信念を持ち合わせているとは思わない。ただ、「遠い世界」のことであり、「悪いことをしたから死んでも仕方がない」と深く知りもせず、深く考えもせず、知ったかぶりをしているに過ぎないと思う。

「あいつらとは違う」

その優越を誇る道徳観——道徳観とは言えないのだが——が死刑問題の根本にあると私は思う。そして精神科の患者さんは、そこから少し自由な人々が多いと思うのだ。

4 「命を大切にする」教育と死刑

警察庁の統計によれば、二〇一七年に自殺をした未成年者は五六七人であった。他の年齢層に較べればその率は低いのだが、減少傾向にはないのが特徴である。また、小学生・中学生・高校生を合わせた自殺は年間三〇〇件を超え、その傾向は少なくともここ一〇年以上変わらない。すなわちほぼ毎日ひとりの子どもが自殺をしている。二〇一七年に限れば、その年で小学生十一人、中学生百八人、高校生二百三十八人が自らの命を絶った。もちろん、これは警察が把握した範囲であり、自殺でありながら、統計に計上されない暗数が存在することはこれもまた確かである。

このような日本の現状を案じ、子どもに命の大切さを教える教師たちがいる。そのひとりで全国的に活躍する小学校教師が甲府で講演をしたことがある。

私は講演の終りに「先生の教室の子どもで、父親が殺人を犯し、死刑を宣告された。その子どもから「死刑は仕方がないんですか」と問われたらどう答えるのか」と質問をした。その教師は「難しいご質問です。よく考えてみます」と私に答えた。

つまり、死刑制度に対する意見を持たないまま、子どもに命を大切にする教育をしているのだ。子どもの自殺は深刻に考える、だが、死刑制度は真剣に考えずにいる、これが現在の極めて良心的な日本人教育者の現状である。

死刑問題を考える作業なしに子どもに命の大切さを教える。その矛盾、そこの浅さに無自覚であってよいのか。私は根本的に疑問である。

再び、鶴見俊輔を思い出す。彼は上述の本で、私的信念を倫理と政治の領域から追い出さない教育の大切さを述べている。

「私的信念を重くみるということは、その私的信念のまちがいの可能性をのこすということである」

ある教師が、そして私が死刑反対の論を述べたとして、それが間違っている可能性を排除しない。しかし、私的信念を持つ人がいなければ、教育も医療も成立しないと私は思う。

5　少数派を生きるとは

鶴見俊輔は死刑廃止運動に積極的に関わらなかったが、死刑廃止運動に招かれて意見を述べたことはある。死刑に反対の立場を明言している。なだいなだも同じであり、死刑廃止を求めた「かたつむりの会」に出かけ、死刑反対を述べている。私は二人を敬愛し続けて来たが、死刑に賛成する二人を想像出来ない。思想を持つ、思想を語る、敬愛する人を持つとはそのような見極めだと思うのだ。

上野博正はあるとき、「戦後の一時期までの日本社会で大学教授と女性は革新と決まっていたのにな」と私に語った。大学教授と女性は若干の反体制気分を共有する人々であった。多分、一九八〇年代のどこかでそのような構図は崩れた。

なぜ、そのような感慨にふけるかと言えば、死刑問題を振り返るとき、森山真弓、千葉景子、上川陽子と三人の女性法務大臣が、死刑を安易に考える象徴的な発言と事実を残してきたからだ。

森山真弓は欧州評議会が日本政府に対し、死刑制度を考え直す方向での思索を求めたとき、「日本には、殺人など重大な犯罪を犯したときには死んでお詫びをするという文化がある」と反論した。このような反論は彼女に限らないが、要するに自分の哲学がないと言うに尽きる。

千葉景子はアムネスティ日本の活動家として著明な弁護士であった。民主党政権で法務大臣に選ばれ、まもなくして死刑判決を執行する。

そしてテレビ番組にも主演したが、それは私に言わせれば、「死刑を執行する側の苦悩」を描く、何とも不愉快な番組であった。その後も彼女は死刑に対する自らの意見を公にすることを拒否し続けている。かつての日本社会党副委員長がこの転向である。

短期間であった民主党政権が「革命」の名に値しなかったいくつかの理由は死刑廃止を考え

なかったこと、最高裁判所の人事に無抵抗であったこと、第一次安倍政権で改悪された教育基本法を元に戻そうとはまったく考えなかったこと、などである。

三人目はこの七月、オウム真理教の一三人の死刑執行に許可を出した当人である。上川陽子は学者としてエリートコースを歩み続け、法務大臣になってからは死刑に脅えなかった人だ。優越感の固まりのような人である。永山則夫以来である、犯行時未成年の死刑囚の死刑執行を許可し、今回の執行である。

☆　☆　☆

私の出会う精神科の患者さんたちの幾ばくかが、明瞭に死刑に反対する、その心情は少数派に対する共感ではないかと想像する。自分たちはこの世ではどこまで行っても少数ではないかとの自覚が苦しみであると同時に誇りでもある。

自殺、殺人、死刑を考えれば、前二者間の距離は、死刑との距離よりも遙かに近い。

前二者間の差は個人の殺意がどこへ向くかである。もちろん、組織犯罪による殺人は別である。死刑は国家による処罰であり、万が一にも死を免れ得ない死であるがゆえに他とは区別される。これはドストエフスキーたちが、既に十九世紀に語っていたことでもある。

個人の殺意と、組織あるいは国家が下す殺意は別個の範疇であると私は考える。精神科を訪れる人で、他者に対しても自らに対しても集団で殺意を実行する人はいなかった。

戦後日本の政治史を見れば、絶えず少数派であった日本社会党は多くの仕事を成し遂げた。決して少数派であったから何もできなかったのではない。ところが、ソ連の社会主義体制が崩壊し、世界的に社会主義が見棄てられかかったときに、日本では選挙制度改革が叫ばれていた。一九九〇年代に多数派、つまり政権与党になりたいとの欲望に勝てず、日本社会党は小選挙区制に賛成するなどして、自らの立場を失った。社会党が名前を変えた社民党は後に「小選挙区制に賛成したのは誤りであった」としたが、とき既に遅かった。

少数派の誇りを捨てたとき、人間は限りなく堕落する。それは多数派の奢りに負けるときでもある。

精神医療とは私にとって少数者の味方であり続けることである。少数者にはかならず、どこかに義がある、そう思い続けてきた。

私はすさんだ家庭に育った一人の摂食障害の女性を思い出す。彼女の弟は、姉の病気を軽蔑していた。しかし、数年が経ち、自らが同じ病気になり、私を訪ねてきた。そして、姉をバカにしていたことを心から悔やんだ。姉は弟の悔やみを率直に受け入れ、二人とも和やかになった。一つの精神科の病気が自分には起こりえないと思う優越感、彼は二〇代でその錯誤に気がついた。

「人を殺したら死刑になればよい。文句をいうな」と叫ぶ人たちは、「自分は絶対に違う。同じ人種ではない」との優越感を感じて安心を得たい人たちである。人の優越感を覆す作業は難しい。

私が幼いころから持った優越感は、精神科医になり、強くなることはなかった。医療を通して出会った人びとは、私の優越感を鈍らせ、自傷と自死へ傾く気持ちの大切さを教えてくれた。私は五〇歳を過ぎるまで自らの自死を真剣に考えて来なかった歴史を欠落と認識するようになった。それは彼女・彼らの私の医師人生への贈り物であった。

劣等感は辛いかも知れない。しかし、他者を見下す優越感よりよほど暖かな感情である事実を忘れずにいたい。劣等感は人を殺したりはしない。

私は精神科で出会った人びとに拘りすぎたかも知れない。死刑に賛成する人々に私は願う。一度でよいから、河村啓三『こんな僕でも生きてていいの』（インパクト出版会、二〇〇六年）を読んで欲しい。彼は殺人事件を犯し、死刑囚となり、もう二十年間拘置所にいる。そして自己を見つめ直す文章を書いてきた。

五分でよいから、静かな瞑想の時間を持ち、そこで自分の親しい人が死刑囚となった想像を維持して欲しい。親しい人とは、あなたが直接につき合った人とは限らない。どこかで姿を見た人、声を聴いた人、その人の本を読んだ人、人間とはそのようにして親しい人と出会える存在だと私は信じたい。だから、私にとって死刑囚・河村啓三は親しい人である。

附記（1）――「死刑と精神医療」と題したが、通常であれば、精神障害を持つ人の死刑をどう考えるかも精神科におけるテーマであるだろう。事実、死刑に際し、精神に障害を持つから死刑判決をすべきではないとの議論は常に存在した。それを論ずる書籍もある。

刑法でいう「心神喪失」「心神耗弱」など、責任能力の問題である。

だが、私は精神障害などの責任能力を理由に死刑廃止を論ずることが苦手である。どのような事情にせよ、どのような障害を持つにせよ、死刑に反対でありたい、そう考えて今回の文章を書いた。

（2）――日本の死刑問題を論ずる際にしばしば「情報の不透明さ」が指摘される。死刑の手順の秘密性、その人がなぜその時期に死刑執行に選ばれたかの基準が不明確であるなど、さまざまな議論がある。

それも重要かも知れない。だが、私にとっては、一人の人間が国家により処刑される、その一点で論じたかった。その一点で情報は不透明でも、不明確でもない。「死刑囚」の名前も人数も全て把握されている。

ある時期からだが、死刑囚が徹底して外界との交流を遮断される現状がある。吉村廉監督の『少年死刑囚』（一九五五年）は現実の府中刑務所での撮影が許可されたという。そこで描かれた内容が全て事実ではないとしても、当時の「死刑囚」には短い時間ではあっても会話をし、野球に興ずる時間があった。私はその時期の日本は、世界にあってより謙虚な国であったと思うのである。一つの国の謙虚さ、死刑制度ではそれが透視される。米国と中国の現状がそれを示しているだろう。

（二〇一八年九月）

補記：文中に名前を出した河村啓三さんは、上記の原稿を書いた三か月後の二〇一八年一二月二七日、大阪拘置所で処刑された。最近の河村さんについては『ＦＯＲＵＭ90』一六四号に、深田卓が詳しく語っている。

死刑、あるいは死刑廃止は「慈悲」の問題ではないと思う。しかし、河村さんの処刑に賛成した人々は、言葉の最も徹底した意味で「慈悲なき人間」であったと思う。

第5章
悲しい自死

1　届けられた遺書

去年の暮れ、もう十年以上の付き合いだった人が亡くなった。かなり確実な方法で自らの命を絶った。

遺書が私に届いた。

「先生とは長い付き合いになり、大変お世話になりました。担当医が先生で本当に良かったです。入院を拒否したり、ODしたり、ワガママな患者でごめんなさい。

私の為だけに本当に泣いてくれていますか？　担当の患者が自殺するなんて、気分の良い事ではないですよね。すみません。

でも絶望しながら死んでいく訳じゃないよ。今なら、それなりに幸せだったかなって思えるから。これ以上生きていても辛くなるだけだと思う。自殺する気になれば何でもできるとか、もっと頑張れたとか、もう無理だもん。この先、良い事があるなんて思えない。自分の人生の幕引きは自分でする。ある意味、人間らしいと思うんだけどな。先生は他に患者さん沢山いるから私のことなんかすぐに忘れちゃうよ。大丈夫。もう歳なんだから無理せず、お身体大切にしてください。私みたいに大河原先生に診てもらわないと困るっていう患者さん、きっと多いと思うよ。だって良い先生だもん。今まで本当にありがとうございました」

私は親しい同僚に打ち明け、涙を拭った。

彼女は十四年前に現れた。眠れず、憂うつになる日が多く、切羽詰まった形で県内のある精神科医をたずねた。リストカットやＯＤ（過量服薬）の過去を打ち明けたためであろう、そのクリニックでは受診を断られた。「うちでは見られない。どこか別のところへ行け」と言われ、県内の精神科のリストを見せられた。

私はその精神科医と少しだけ面識があり、その対応方法も初めて聞くのではなかった。そして、どの疾患でも自信ありげに診察する医者よりずっと好ましい姿勢だと思ってきた。アルコール依存症の人がくると、疾患の説明も自助グループの説明も何もせず、いきなり抗酒剤を処方して終りの医者は多い。抗酒剤とは、一時的にアルコールの分解が途中で停止し、生まれつき飲酒ができない人と同じ体質になり、従って飲酒をすると気分が悪くなる薬剤である。

気分の落ち込んだ摂食障害の人がやってくると、うつ病の薬を処方して何のためらいもない医者も健在だ。これはもちろん山梨県だけの話ではない。

そして、上述の人はなんとなく、つまり大きな理由はなく、見せられたリストの中から私の勤務する病院を選び、曜日の偶然から私が初診を受け付け、そのまま担当した。

強いて言えば、薬がないと眠れず、生活に不安を抱えて生きてきた人であった。彼女の苦悩の詳しい内実をここでは書けないが、苦労の多い人生であり、若い時にはリストカットもしていたが、パーソナリティー障害とは考えなかった。ODはたまにあったが、二日分を一度に飲んでしまうくらいで、多量のまとめ飲みはなかった。少なくともそう私は信じていた。

家族の話をしたり、仕事の話をしたり、薬の使い方、つまり、睡眠薬は便利であり、止むを得ないときはあるが、習慣性があり、過量服薬は非常に危険であることなど。そんな世間話をしながら年月がたった。

そうして、彼女は去年の秋に、近いうちに死ぬつもりだ、そう決めたと語り始めた。三週間に一度の外来だったが、その度に笑顔を絶やさずに「今年一杯は生きていないかもしれない。止めようとしても無理だよ。誰にもいってはだめよ。私の決心は固いから」。

決めてからはいままでの憂うつ感は消え、むしろ爽快な気分になったと語っていた。

私は決心の固さを感じ、自死を決行する可能性が高いと考えたが、もしかすると大丈夫かしらという気持ちも捨てられなかった。「もう少し生きよう」と言ったが、彼女は「大丈夫、私の決心は固いから」とだけ繰り返していた。迷惑をかける死に方、死後の遺体が乱れているのは嫌だと語っていた。毎回、私にとっては辛い一〇分か、一五分ほどの外来が続いた。私は親しい同僚にも誰にも言わなかった。彼女の家族にも警察にも相談しなかった。そして恐れが現実になった。

精神科医になって三三年が経つが、このような手紙をもらった経験は初めてだった。これを遺書と呼ぶなら、遺書をもらった経験も初めてである。

私は彼女の死をどうしても「自殺」とは呼べない。自分を殺してしまったというより、「自分を死なせた」と私は感ずる。積極的に自分を死に至らしめるというよりも、「生き続ける」反対語としての死、静かな死を感ずる。

現在の日本に限れば、自殺の多くはうつ病などの精神疾患に苦しんでいる人だとの合意がある。私の経験とは反するのだが、アルコール依存症の自殺も多いとされる。彼女は統合失調症でもうつ病でもなく、アルコール依存症でもなく、摂食障害でもなかった。彼女の自死は人生に対して「もう、いいよ」とでも言うつぶやきだろうか。

事故や病気で家族を失ってしまった人たちの集いは、若林一美が始めた「小さな風の会」などがある。最近、といってもここ二〇年くらいは家族が自らの死を選んでしまった、残された家族が多いと聞いている。そして、残された家族は「自殺」ではなく、「自死」の表現を選ぶ。その気持ちが私は分る。

2　自死のあとの精神科医

研修医の頃、週に一日勤務していた千葉県の病院で、躁うつ病の人を診ていた。彼女は現在と将来に悲観的であった。そして、私が許可してしまった自宅への外泊中に納屋で縊死した。先輩にうつ状態のひとを安易に外泊させてはいけないと注意された。自宅にお詫びに伺うと、家族は私を叱り飛ばすこともなく静かに無言で迎えた。三〇年経過したいまも申し訳なさがずっと記憶にとどまる。

現在の甲府の病院へ来て、まもなくして、一人の統合失調症の男性が外泊中に縊死をした。この人も納屋であった。赴任して日も浅かったので時間に余裕があり、何とか退院はできないかと時間をとって話し合っていた人だった。経験豊富なケースワーカーに「もしかすると、先生が熱心過ぎたからかもしれない」と言われた。

民間の精神科病院勤務であるから、精神科のどのような病気も診ている。ただ、他の医師に比べると、圧倒的にアルコール依存症と摂食障害の人に多く出会ってきた。

摂食障害では「消えてしまいたい」と訴える人は多いが、それは私が再三述べるように「生きているのが苦しい」と等価の表現である。自殺も多いと文献にはあるが、私は幸運なのであろうか、今日まで自殺を免れてきた。ただ一人、私の外来を離れてしばらくして、確実な死を選んだ人がいた。その人とは打ち解けた関係はないままであった。信頼されなかったと言ってもよい。

アルコール依存症では不意打ちのように自殺されてしまったひとが二人いる。一人はうつ病を合併していた。だが、アルコール依存症でも摂食障害でも統合失調症でもうつ病でも、私が親しさを感じた人で自殺された経験はなかった。

私は特定の患者さんに思い入れの強い医師だと思う。看護やケースワーカーからもそう言われることがある。換言すれば、思い入れの少ない患者さんもいることになり、差別でもある。だが、私はそれを否定せずに来た。気の合わない患者さんには申し訳ないが、努力はするが行き止まりはあった。

彼女のように心が通いあったと思えた人で自死を選んだのは初めてであった。私は考えた。私一人に自死の決意を打ち明けた、その事実に私は甘えていた。

彼女は亡くなり、私は泣いた。しかし、夜になると毎晩思い出しはするが、泣いてはいない。仕事が上の空の日があったが、それも収まった。私の家族が突然自死したら、と思うと、私の悲しみは浅い。彼女は私を襲うであろう悲しみが所詮、その程度と知っていた。

☆　☆　☆

患者さんの自死を経験した精神科医は多いであろう。なだいなだは、医師生活で三人の人を自殺で失い、その記憶は忘れないと語っていた。

だが、それは彼の自殺念慮を呼び出してはいない。なだいなだに限らず、患者さんの自死のあと、後追い自殺をした精神科医を私は知らない。精神科を辞めた医師はいるのだろうか、私は知らない。

去年の暮れに自死してしまった人は、私にとって思い入れの深い人であった。その人の死すら、私の医師生活を根底から乱しはしなかった。

彼女の死から数か月が経過し、私はようやく考え始めた。私の子どもが、死ぬつもりと語ったらどうするだろう。違う、子どもでなくともよい、親友が近く死ぬつもりだと語ったらどうするだろう。

私は私たちの友人仲間に伝え、集まり、必死に思いとどまるように語りかけるであろう。諦めないであろう。なぜ、彼女の死を必死に食い止めなかったのだろう。私は彼女の家族ではないことに甘え、自死念慮を必死に食い止める作業を怠ったのだと思う。せめて一時間の時間を作り、話し合うことをなぜしなかったのか。

3　自死の迷いと覚悟

自殺念慮のある人は、つねに「死にたい」気持と「生きたい気持」の間を揺れている。死ぬ最期の瞬間まで揺れている。その程度の知識は私にもあった。だが、彼女の明瞭な決意の言葉が私の知識を曇らせてしまった。彼女は私に「予告」をした。その「信頼」を私は勘違いし、自死の可能性を減らすことが出来ないだろうと思い込み、彼女との話し合いで解決しないと諦めてしまっていた。話をすれば数か月は遅らせられるかも知れないが、いずれ彼女が自死へ向かう気持ちは抑えられないのではないかと思ってしまっていた。

彼女が自分の将来の人生に絶望していると同じく、私も彼女の将来に希望を持たなかったからこそ、「自殺はやめよう」と必死に言い続けられなかったのだと思うようになった。私の判断は間違っていた。それを詫びたいがもういない。

松本俊彦は現在の日本で私が最も尊敬する精神科医である。既に膨大な仕事をしてしまったが、特に若者の自傷について深い仕事を続けている。

中井久夫は私が精神科医になった頃には、統合失調症の精緻な観察で既に比肩するひとがいない存在であった。中井久夫が統合失調症に親近感を覚えた、自らの気質もある。

松本俊彦は中井久夫と別の雰囲気を持って日本の精神医学の別の分野に登場した。自らが語るごとく、少なくとも当初はアルコール依存症よりも薬物依存症にフィットした人間であり、現在もそうであると私は信じている。私の独断で言えば、薬物依存症はアルコール依存症よりも、はぐれものである。つまり、社会の外れものへの共感が松本俊彦の仕事を支えている。そして、彼は自傷の世界を深く理解した。彼の最大の発見の一つは、自傷行為が決して人の気をひくためではなく「不快な気分を紛らわせるために行われる」事実を中学・高校生などへの的確なアンケート調査で明らかにしたことである。

☆　☆　☆

私は彼の自傷に関する著作、翻訳を読み、多くの影響を受けた。リストカット、過量服薬などの自傷行為を続ける人に多く出会い、その対処に悩んできた私の歴史があり、摂食障害を自傷の面から考える見方を徐々に学んできた。だが、自殺はどこか遠かった。そして、松本俊彦にとっての重要な課題である自殺予防には寄りつかないできた。

自殺はこの世との永遠の決別を意図するが、自傷は苦しみを一時的に逃れたい衝動である。だから、自傷と自殺は異なるベクトルだが、自傷を繰り返す人は、自殺の既遂率も高いのはよく知られた統計的事実である。私は多くの自傷の人には会ってきたが、その人たちは自死をせずにきた。家族の誰かが、病気・事故などで死んでしまった家族、家族の誰かが自死をした家族には幾人も会ってきたが、長い付き合いの人、その人に自殺をされた経験がなかった。

そして、私が一四年付き合った彼女の死の後にようやく、デュルケームの自殺論を読みなおし、布施豊正『死の横顔　なぜ彼らは自殺したのか』（誠信書房、一九九一年）、エドウィン・シュナイドマン『アーサーはなぜ自殺したのか』（誠信書房、二〇〇五年）を読み、幾冊もの自殺論を読み、松本俊彦『もしも「死にたい」と言われたら』（中外医学社、二〇〇五年）を読んだ。

最後の本は自殺への対処に正面から取り組んだ本である。示唆に溢れる著作で著者は終りに、自殺予防の講演会でしばしば投げかけられる質問を紹介している。

「覚悟の自殺、徹底的に理性的な自殺もあるのではないか」

松本俊彦の文章をそのまま引こう。

「筆者はこういった質問には正面から答えず、はぐらかすようにしている。しかし、内心では、「この人たちは自殺について何も知らないのだろう」と多少哀れみの気持ちを抱いている場合が多い。なぜなら、少なくとも私の場合は、自殺に関してしれば知るほど、「人は最後まで迷っている」という確信を強めたからである」。

薬に手を出すなどの不良少年に共感を覚えた若き日の筆者の怒りはこうして甦っていると、

少しは筆者の人柄を知る私は思う。私はこのように怒りを隠さない松本俊彦が貴重な存在であると思う。

自殺をする人が最後まで迷う事実は、ほとんど常識に属することは理解している。しかし私は自らの失敗を脇に置き、敢えて考えてみたい。

覚悟をした自殺と、最後まで迷う事実は絶対的な二律背反であろうか。

私は覚悟を決め、しかし、最後まで迷い、しかし、それでも自らの覚悟を実行する自死の可能性を否定できない。家族が自死をした人の集まりはいくつかある。その人たちが書いた手記を読むと、迷いながらも覚悟を決めた自死に、私は出会う。

自殺の研究者である布施豊正『死の横顔』で詳しく知ったのだが、FBIに執拗に追われたジーン・セバーグ、一旦は共産主義に惹かれたものの、スターリン共産主義への幻滅を語り続けたアーサー・ケストラーの自殺は、たとえそれが病魔に襲われた末とはいえ、考え抜いた末の自殺ではなかっただろうか。

乳がんを苦に自殺したジョー・ローマンは、

「人生を去りたいという願望は、自分の人生を破壊したいという願望とは根本的に違う」

と述べた。私は彼らの自殺が「理性的」とは思わない。理性と感情は二項対立ではないからだ。しかし、悩んだ末に覚悟は決めての自殺に思えるのは間違いだろうか。

自殺は精神医学の課題であるとともに、思想の課題でもあると思うのだ。

４　老いと自死への傾斜

私は自死を考えることなく、一〇代を過ごした。いや、五〇代まで自死を真剣に考えることはなかった。だから、鶴見俊輔が幾度も一〇代前半での自殺企図について語っても、どこか別世界の出来事にしか捉えられなかった。

それが精神科医として欠落であると気が付いたのは六〇歳を超えてからであった。六〇代を迎えてからの自死への傾斜は、自らの過去を振り返るという自由がある。私の考えでは若者の自死の辛さは振り返るべき過去が少ないことにある。換言すれば、少ない過去から考え、救いのない未来を予測して自死を決断する。

去年の暮れに亡くなった人は壮年期ではあった。だが、未来に希望を持たなかった。

私は三九歳で精神科医になり、様々な精神科の病気を見てきた歴史で、私の資質に最も縁遠い病気はうつ病だろうとずっと考えてきた。うつ病は精神科疾患の中では相対的に遺伝負因の小さな病気である。換言すればその人の置かれた状況や資質が影響する。

間違いを犯してもどちらかといえば、楽観的な結末を予想しがちな私の資質はうつ病の発症をかなり予防していると考えてきた。

だが、その予想は七〇歳前後になってようやく瓦解し始めた。体力と気力の衰えを知り、残った人生でもう一度会いたい人を考えた。

その中に二二歳から二四歳までを過ごしたフランスで出会った友人がいた。私は三五年前に再訪したときのノートを探し、三人の友に手紙を書いた。そして三人から返事があった。私は奇跡に思えた。そしてこの夏に会いに行くことに決めた。本来であれば、嬉しすぎることかもしれないが、私はそうとばかりいえないことに気がついた。

それは彼らに再会するのが、何かの始まりというよりは、思い出の締めくくりになる感触が襲うからだ。

会いたい人に会い、そろそろ人生の終りを感ずる。今風の表現で言えば、終活の気分であり、トラックの一周が終りに近づく感覚である。

そしてさらに思う。再会したい人を思い浮かべているうちに、昔の手紙を読み返し、私がいかに多くの人を傷つけてきたかを思い出した。

実に多くの人、友人、恋人を傷つけてきた。その自分には自死がふさわしいと考える日がある。そんな時、チェスタトンの文章に再会した。

「自殺者が殉教者の正反対であることは誰の目にも明らかである。殉教者とは、自分以外の何者かを強く思う結果、自分一個の生命など忘れ去ってしまう人のことである。これに対して自殺者は、自分以外の何物にもあまりに関心を持たぬ結果、もうこれ以上何も見たくないと思う人のことである。

一方は何物かが始まることを望み、他方は何もかも終わることを望むのだ。」（ちくま哲学の森『定義集』からの引用）

私は半分は納得した。自死は結局、自分を中心に考えている。他者がどうしてほしいかが見えなくなったとき、あるいは他者の気持ちよりも自分の苦しさに圧倒された時に自死は起きる。しかし、残酷な言い方かもしれないが、中心命題が自分の苦しみであることに変わりはない。

私が傷つけた人が、私の死を望んでいないのであれば、私は生き続けようか、そんな風に考える。それは常に間違っている可能性を秘めている判断なのだが。

既に述べた鶴見俊輔の自殺に関する応答は、彼を知る人々にとってはあまりに有名で、引用されすぎる文章となってしまった。だが、止むを得ず、繰り返そう。彼、鶴見俊輔は他人を殺す命令を受けた場合と、女性を強姦したくなったら自殺しても良いとの判断であった。

これは軍属の経験を持つ鶴見俊輔にとって架空の命題ではなかった。そして、鶴見俊輔にとって思想とは、自らの反射を含むものであった。反射とは時間的な速さを言うのではない。体内から湧き上がってくる、それを否定すると狂ってしまうがごとき反応である。

ここで語られる自殺の許容は、加害者を拒否する自殺である。人間は生きている限り、加害者性を免れない。思春期の危機を一言で言おうとするならば、私は加害者性の自覚をいかに乗り切るかであると思う。しかし人生にあって拒否を免れてはならない加害者性がある、それが上述の鶴見俊輔の反射であった。

一世紀も前にカミュは彼のほとんど唯一の哲学書である『シジフォスの神話』で自殺こそが哲学が正面から問うべき事柄であると述べた。

「人生は苦しんで生きるに値するか否かという判断をすること、これが哲学の基本的な問いに答えることである」

もちろん、カミュは不条理の理論展開の一部として自殺を取り上げた。この宣言自体に私は異論はない。というより、反論が成立し難い。だが、カミュの宣言は思弁であり、どのような状況で自死の選択がありうるかという「態度を含む思想の問い」にはなっていないと私は考える。状況抜きに「自殺が哲学の課題である」と述べるのは、意味が深まらないと私は考える。

自殺は思弁の対象になってはならない。だが、どのような状況で自死を選択する余地が人間に残されているかという思想の課題は残ると私は考える。

5　曖昧な死への道

統計的には統合失調症はアルコール依存症と同じくらい死亡率が高い疾患だが、私はアルコール依存症の人を沢山診てきたから、その病気を抱えたまま亡くなった人は多い。山梨に来てからだけでも数十人の死者がいるが、去年は一四人のアルコール依存症の人が亡くなった。このような経験は甲府に来てから初めてであった。一四人のうち、酒を止めたが、のちに癌に侵され、命を奪われた人が三人いた。いずれも付き合いの長い人で無念であった。本人も家族も無念であった。一人は私と会わなくなって五年が経過していたが、自死をした。四人は死の直前まで確実に飲酒をしていたと思われる。残りの六人は、亡くなったということを警察経由、あるいは新聞などで知ったが、詳細は分らない。家族からも連絡はない。

去年の死者の中に、自宅で飲み続けて亡くなった人がいた。私の病院へ二〇回以上入院し、入院中は細かなことで看護に苦情と嫌味を述べ、厄介な人であった。「今度こそ、外来に来ますよ」と笑いながらいって退院するのだが、決して来なかった。つまり次の入院は、かならず、家族がなかば強引に連れてきて、本人も止むを得ずといった感じで入院となった。数日して酔いも覚めると、いつもの姿と口調に戻り、「私はどうしようもない飲んだくれのアル中です」と笑って言うのだった。

最後の退院は、暑い時であり、外来に三週連続して現れ、皆にびっくりされた。今回は奇跡が起きるのかと、彼に関係した全員が注目した。しかし、外来は三回で途絶え、訪問看護が訪問すると、飲酒が明らかであり、「また、外来に行きますよ」とは答えるが、来ない日が続いた。そして、ある日、死亡が確認された。

私はその理由に共感はしなかったが、彼には飲み続けたい理由はあった。

アルコールの多量飲酒は過食などとともに間接的な自殺として論じられている。彼は入院を繰り返すうちに多くのアルコホリックの死を見聞きしてきたから、自分もそう遅くはなく死ぬ可能性を考えていただろう。だが、自らの手で死を実行することはなかった。彼は直接的な自死ではなく、アルコールを飲み続けるという間接的な自死を選んだと言えるかもしれない。

この間接的自殺と言う表現は、多くのアルコール依存症の専門家により支持を受けてきた。

しかし私は考えるのだが、自らの行為で死に至る道を早めているのは事実だが、自死を決意したのではない。この差は大きいと思う。緩慢な自死であるとの表現は、「自死に等しい結果を招く」という意味ではありうるが、主体の意思表現としてはややずれると思う。私は彼らの死は曖昧な死であると思う。

☆　☆　☆

アルコール依存症には世界的なグループであるＡＡ（アルコホーリクス・アノニマス）から、

日本の断酒会まで、様々な自助グループがある。そこには回復して元気になった仲間が沢山いる。そこにたどり着き、仲間を信頼した人は飲酒では死なない。これらの自助グループはひとえに「仲間と出会い、仲間を信頼する」のが存在理由である。

薬物依存症の世界でなかば伝説化された表現がある。それは「人は裏切るが、薬は裏切らない」という言葉である。

すなわち、薬は必ず、ある効果を示し、日頃の辛さ、苦悩を短時間であれ、つまりその効果がいずれは消えるとしても効果の続く限りは、苦悩を少しだけでも彼方に押しやってくれるとの意味である。

理論上も経験上も彼ら、薬物依存症者が、人を信頼できると考えた時に回復は希望となる。自助グループはその希望を持った人が存在するとの証左である。

ある摂食障害の人と話をしていて、「私、人に依存したことないのです」と言われ、自分の無知を知った経験がある。その人は結婚し、子どももいた。「人の代わりに食べ物に依存していた」と早急に結論づける方向には私は賛成しないが、その人の生きにくさの根元を感じた。

自らは身体障害者である、医師・熊谷晋一郎が「自立とは一人で生きていくことではなく、いかに依存できる多数の他者との関係を持っているかである」と発言したのはもう十年以上前である。

☆　☆　☆

現在も私は外来で死にそうなアルコホリックを数人抱えている。繰り返し、自助グループの大切さを伝えても、その人たちには通じない。異性関係に走り、二人で飲酒をしては、ときどき救急車の世話になっている。

自助グループに参加すれば必ず飲酒が止まるのではない。しかし止まる可能性は確実に高まる。だが、その人は自助グループを知りつつ、参加しない。はっきり言えば酒を心底やめる気がないのだ。死ぬ可能性を感じつつ、飲酒を続けている。

私はそのうちの誰かが亡くなれば悲しむだろう。自分の無力感も味わうだろう。だが、遺書を残して自死をした人への悲しみとは違う。

彼ら、彼女たちに伝えるべきことは伝えた気分が確実にある。死ななくとも生きていける方法はある、その確信も伝えた、だが、彼ら・彼女たちは生き延びる方法を知りながら、その方法を取らずに死んでいく。

私は十分、アルコール依存症の事実を伝えたにも拘らず、酒を止めずに亡くなっていく状況に自分の力不足を知る。その人たちは結局、死にたかったのだろうかと反問して日が過ぎてゆく。悲しみも宙を漂ったままになる。

6　死への潔さ

米国の自殺研究者・社会学者ロナルド・マリスは言う。孫引きだが引用する。

「常に誰かをある程度の期間、自殺から救うことはできる。しかし、永遠に救うことは誰にもできない。」（『アーサーはなぜ自殺したのか』）

私は彼女の死を少しでも先延ばしにすることすら放棄してしまった。彼女は私に四か月もの猶予を私に与えた。そして私は何もしなかった。要するに喰い止める自信がなかったのだ。いくばくかの自信があれば、「死ぬな」といって、彼女を抱きしめることも出来ただろう。最低限、親しい同僚に相談すべきであった。彼女の孤独に私は共振してしまっていた。

私は自死を賞賛するのではないが、アルコール依存症で、病気の説明を受けながら、飲酒を続けて死んでいった人々を思い出すと、私に遺書を残して死んでいった人は潔かったと思う。私は思い出した。彼女は「死にます」とは語ったが、「死にたい」とは一度も言わなかった。そして私は彼女の潔さに負けたのだ。

「潔い」自死は精神科医にとって禁句であるだろう。だが、私は潔さを一〇〇％否定しようとは考えない。ただ、深く話し合わなかった自らの態度を悔やむ。その後悔は死ぬまで続くだろう。

詫びたいときに相手は既にいない、あるいは遠く隔たっている。それは私が精神科医の人生としてではなく、一人の人間としてようやく学んだ事柄である。

（二〇一九年二月）

第６章 看護の道徳と規則違反

１　看護と性

私が四十歳近くで医師になるまでを振り返ると、看護婦と時間をかけて会話を交えた記憶はほとんどやって来ない。幼いころに近所の開業医に連れて行ってもらった記憶は次々に浮かぶのだが、そこに看護婦の映像が浮かばない。私は湯たんぽなどで火傷を繰り返す少年であり、その度に母に連れて行ってもらった外科医は白衣が汚れ黒ずみ、手荒い処置で知られていたが、看護婦は脇に控えているだけだった。そうだ、眼科の開業医の妻は看護婦だったっけ。いまは滅多に見られなくなったナースキャップが目に浮かぶ。伯父は耳鼻科の開業医で看護婦がいたが、その顔を思い出せない。二十代の後半で三週間ほどの入院生活を経験したが、そこでも看護婦の印象は薄いままだ。

私は過去の記憶を呼び戻す作業の中で「看護婦」と呼んだが、もうその呼称は日本では正式には存在しない。法律改正により、二〇〇二年から従来の「看護婦」「看護士（男性）」という男女の呼称区別が消え、性を問わず「看護師」となり現在に至るからだ。

その私が医師になり、看護師とのつき合いは日常となった。病院に勤務する医師である限り、看護師とのつき合いは続く。開業医にも看護師がいるが、看護師配置は義務ではなく、精神科ではさらに少ない。日常的に採血や傷の処置が必要とされるわけでもなく、医師と受付の人がいればよいと考えられ、看護師よりもケースワーカーを雇用している精神科クリニックが多数派だろう。

私が医師になった三〇年前、男性看護士と言えば、精神科でときに暴れてしまう患者さんを押さえつける役目を担わされていた。私が卒後研修をした大学病院の精神科には男性看護士は誰もいず、女性看護婦だけで仕事ができていたが、それはもちろん「手に負えない患者」は民間の病院に預けてしまう了解があり、現実にそのルートが機能していたからである。現在でも男性看護師の職場は圧倒的に精神科に多いが、それでも内科、外科にも少しずつ増えてきた。

私の勤務する病院には、パートタイマーを含めて数えると、現在女性看護師が百人ほどに対し、男性看護師は三十人少しいる。興奮した患者さんを保護室に誘導する際など、男性看護師は頼られる存在である。もちろん、その役割は「身体的力」に限るのではなく、女性より気が長く、優しい人も沢山いるというのが私の印象である。かつての医師による往診に代わり、精神科における訪問看護は日常の風景となった。当院でも月に二百人以上を訪問する訪問看護ステーションの責任者は男性看護師であり、的確な判断で全体を支えている。

私が看護師とつき合った大半は精神科である。だから、以下に述べる話も精神科での体験である。他の科を経験してから精神科にやって来る看護師は結構多く、私の病院でも何割かはいる。だが、かつて他の科を経験したか否かよりも、個々の看護師のパーソナリティー、考え方の違いの方が大きいように思う。また、法律上の資格は看護師と准看護師は異なるが、現場でその違いを感ずることはあまりない。医学的知識は別として、頭の柔らかさでは、その区別は出来ないだろう。

☆　☆　☆

看護婦・看護士から一律の看護師への呼称変更から一三年がたったが、この変更は現場ではかなり迅速に受け入れられ、私の勤務する病院でも職員同士では看護師と呼ぶ習慣がすっかり根付いた。例外があるとすれば、長く入院している患者さんが親しみを込めて「看護婦さ～～ん」と呼ぶ場合だろうが、それも目立たないほど。ただ、呼称は別としても、精神科のナースとその仕事を見ていると、「性」を抜きにできる看護ではないとは思う。精神科における長い入院生活で、異性愛の男性患者であれば、女性ナースの立ち居振る舞いを見て、ホッと空気の暖まる瞬間を感ずるのはむしろ健康の証左だろう。

二〇〇一年、厚生労働省が「患者には原則として、〈さん〉ではなく〈様〉と呼べ」と通達を出した。当初から批判はあり、ある冊子で精神科病院の院長が「夜通しつき合い、泣きながら喧嘩もした患者を……様と読んで何の解決か、我々の方が患者を愛している」と怒っていたのは尤もだった。精神科に二〇年も入院し、毎日顔を合わせ、冗談も言い合っている〈仲〉を「……様」と呼んで心和む風景はありえない。通達は医療における人間関係のセンスを理解せず、現場を知らない識者の戯言であったと私は思う。少なくとも私の勤務する病院で「患者様」が習慣となることはなかった。

二〇年間、同じ施設に入院していれば、それは年に一回しか面会に訪れない家族よりも、あるいは年に一回も面会に訪れない家族よりも、病院のスタッフが自分たちの方が患者を知っている、理解していると感じても自然だろう。病院のスタッフが家族代わりに漢字を教え、旅行に連れ立ち、草花を愛で、ともにカラオケを歌ってきた歴史もある。

それでも長期入院の統合失調症の人たちが、もし退院できればという仮定を置くと、多くの人が原家族への退院を希望する事実はある。換言すれば、彼ら、彼女たちは家族と私たちの区別をいささかも失っていないことになる。

私の病院では長く入院している患者さんは往々にして「姓」ではなく、「名前」で呼ばれることがある。それは女性患者さんに多く、ファーストネームで呼ばれることは、愛されている一つの印でもあると私は思うのだが、一概に差別と言ってよいのか私にはにわかに判断ができない。もちろん、その場合は家族のように呼び捨てではなく「……さん」となるのだが。

2　相談相手としての看護師

医師と看護師の仕事にあまり隔たりが見えないことは精神科の一つの特徴だろう。外科であればナースが腹部にメスを入れることは目下考えられないし、内科のナースが内視鏡を操作する事態もまだ到来していない。

だが、精神科では、医師の特権は診断と投薬、注射の指示くらいであろう。電気けいれん療法はあるが、限られている。他院から紹介状を持って入院してくる患者さんで、「この人がうつ病なんて 前の医者の診断がおかしい、統合失調症じゃないんですか」と明確に誤診を指摘できるナースも多いのは嬉しいことだ。換言すれば、十年のキャリアでも統合失調症とうつ病の差異が分らない精神科医は意外なほど多い。

それでも医師は医師だ。そして、医師と看護の距離は互いの考えと性格によって大いに異なる。看護師を「指示を与える相手」と見なす医師もいれば、相談相手にする医師もいる。だが、その差異は医師の側だけにあるのではなく、看護師も人によって、随分スタンスは異なる。つまり、ひたすら指示をもらう相手として医師を見る看護師から、相談し合える仲間として医師を見る看護師まで幅があるだろう。相談と称して、結局は決定権を握る医師の依存だと映ることも多いのだろう。

私は〈対話〉を心がけているといえば聞こえはよいのだが、現実には看護を相談相手にするタイプの医者と思われているかも知れない。それは医者から指示をもらえばよいと考えている看護には往々にして迷惑となる。「指示がなかった」はときに看護の常套句であり、逃げ道でもある。だから私はいつも医師の指示を待っている看護師とは往々にして気が合わない。

手術の適否や、抗生剤の選択であれば、同僚の医師に相談すれば返事が返ってくるのだろうが、精神科の臨床ではどのように病棟運営をするかは大きな課題であり、例えば、この患者を閉鎖病棟に移ってもらうべきか、薬をすぐにでも増やすべきかなど、患者の身近に接する看護師の意見を聞きたくなる場面は多い。だが、看護師の中で「相談」は医師の方針の欠如と映ることがあり、何よりも「的確な指示」を求められることも多い。

看護との間で追加の睡眠薬を一晩に何回まで投与して良いかを決めている患者は多い。それは投与の度に当直医に聞いていては互いに煩雑だと思われているからである。と同時に、二回までと医師が考えていた人に三回も投与すると「指示を聞いていない」と同僚や上司から批判を受けるからでもある。だが、私は、命に関わる事態でなければ、このような「単純ミス」を批判したことはない。

私は看護師を仕事の仲間と考えてきた。その故と思うが、個々の看護師の性格を思い悩み、対話の相手を探す。だが、およそ個々の看護師に関心を示さない精神科医師もあり、彼らは長年同僚である看護師の名前すら覚えない。私はそれでは精神科の医療はできないだろうと思う立場だ。

3　規則違反への敏感さ

私の勤務する病院はこの四月から敷地内禁煙を実行に移した。閉鎖病棟では全員が否応なく禁煙を開始した。自由に外へ出ることが許されず、病棟へのタバコ持ち込みが一切禁止されたから当然である。一年を超える準備期間を経ての措置とは言え、閉鎖病棟、開放病棟の双方で、あれほどタバコに強いこだわりを持ち、タバコをひたすら愛していたかに思えていた統合失調症圏の人たちが、静かにこの移行措置に従ったことに私は感銘を受け、驚いた。「人権無視」だなどという声は彼らからは全く聞こえてこなかった。

開放病棟の患者さんで敷地の外へ行ってタバコを吸い続けている人はいるが少数であり、統合失調症圏の多くの人は、あれほど長年の習慣であった喫煙をあっさり諦めたのである。

ところが、独立した建物になっているアルコールセンターの患者さんは殆どが禁煙せず、すぐ近くの道路に行って悠々と喫煙している。

さて、閉鎖病棟に摂食障害の女性患者さんがひとり入院しているのだが、彼女はアルコールセンターで実施されるグループミーティングに出かけると、タバコをもらって帰ってくる。あるときには、靴下の底にタバコ九本を隠し持ち、ナースに発見され、もちろん没収された。

私は看護の、その行為自体に異論はない。それが適切な対処であると思うからだ。ただ、隠しタバコの発見にやや得意げな——私にはそう感じられてしまったのだが——ナースにはあまり共感できなかった。

ルールを破ることを推奨したいのではない。だが、自分が参加して決めたわけでもない病棟のルールを破るのには、それなりの努力を必要とした事実を認めねばならないと私は考える。凶器を持ち込んだのではない。タバコだ、だからほんの少しでよい、その違反行為を面白がる度量があった方が精神科医療は楽しいと私は思う。

私がこのような考えをとり、表明し続けるならば、必ず（と、私は思うのだが）看護の中に私の考えを受け入れ、理解を示す人たちと、反対に（？）「医者だから勝手なことを言って」と見なす人たちが現れてしまう。

アルコール病棟では院内飲酒、つまり入院中に飲酒をしてしまう事例がたまに発生する。日本における多くのアルコール専門病院、専門病棟では、入院中の飲酒に厳しく対処する方針を守り、特に酒を病棟内に持ち込んでの飲酒が発見されると「強制退院」となることが多い。私の病院はそのような人たちを一律に追い出すことはしていない。一律の強制退院に治療的意味はないと考えているからである。

そして、アルコールセンターの経験が豊富になると、ナースは不思議なほど、患者さんの飲酒に敏感さはなくなる。あるいは院内飲酒をしたからと言って、患者さんを見下すナースはいない。院内飲酒は明らかに規則違反である。しかし、人間に規則違反はつきものであり、いわんや酒に溺れてきた人たちが、急に酒と縁が切れるとは思わないナースになるのである。私の病院には五つの病棟があるが、規則違反に最も慌てること少ないのが、アルコール病棟であり、私がそこで最も居心地よく感ずるのはその故である。

☆　☆　☆

中井久夫が二〇代の終りに書いた『抵抗的医師とは何か』と題する、彼にしては珍しいほど、〈熱い〉文章がある。「新入局者への手紙　あわせてほかの僚友たちへ」との副題がついている。一九六〇年代の医学部学生運動のなかで、独自の姿勢を保ち続けた岡山大学医学部学生自治会の求めによって書かれたとされ、その存在はごく一部の人には知られていたが、いわば「中井

久夫　幻の書」であった。それが先年、日本評論社から『日本の医者』として復刊された書物の一部となった。私はそこから引用する。

「彼女たちの医師批判が、表面、どんな形態をとろうとも、本質的には倫理的批判であって、彼女らが不器用でも熱心な医師にどんなにあたたかい眼差しを注いでいるかを知るべきです。あなたは科学的動機から医師になったのかも知れません。しかし、彼女たちの圧倒的多数は、科学的動機ではなく、倫理的動機から看護婦に道をえらんだのであることを念頭においてください。」

中井久夫としては高揚感に溢れる、しかし、中井久夫でなければ表明し得なかったであろう友愛の情が流れる。私は読み返すたびに思う。

確かに彼女たちは倫理的だ。だが、その倫理観はどちらかと言えば、世間の規範、良識に流されてしまうときがあり、「規則違反は良くない」「ルールは守ってもらわなければ病棟は成り立たない」となり、規則の遵守自体の意味を問おうと試みる医師に対し、「患者を一番身近で診ているのは私たちだ」とのプライドに落ち着いてしまう可能性は含まれていないだろうか。

精神科病棟の規則を考えて見よう。少なくとも私の知る精神科に限って言えば、医師の意見は参考にしかしてもらえない。

例えば、閉鎖病棟では現金の所持ができない。金銭の貸し借りなどトラブルの元だというのである。ガラス製品はダメ、怪我の元だ、ペットボトルもダメ、飲み残しが不潔で感染の原因になるというのである。のど飴がダメである。誤嚥する人がいて危ないというのである。

一人ひとりに対して判断すれば良いことだが、それは閉鎖病棟では難しいと判断されてしまう。あるいは、ひとりにのど飴を許可すれば、その人がのど飴の危険な人に渡してしまうかもしれないとなる。規則の多いことに安心する看護師は常に多数派であり、私が病棟担当医を務める、アルコールセンターはその意味で例外であり続けてきた。

アルコール依存症の人と長く付き合っていると、規則に縛られた看護ではどうにもならない事実に気がつくのである。したがって、大胆に言ってしまえば、アルコール病棟を嫌うナースほど、規則が好きである。

厳しく管理すれば当座の病棟管理はやりやすくなるかも知れない。だが、それが患者の回復にどのような影響するかは不明のままである。看護師という立場はとかく「今日の仕事」が平穏に終ることを期待しがちである。繰り返すが、アルコール依存症の看護に〈魅力〉を感じたナースはこの呪縛から比較的自由になる。それほど、疾患は当人だけをではなく、看護する人間をも変化させる。

看護の仕事は法律上、二つに区分されている。一つは診療の補助と介助であり、もう一つは療養生活の援助となっている。前者がどちらかと言えば、医師の補助業務として見なされてきたのに対し、後者こそ看護の自立につながると唱えてきたのが、日本では川島みどりたちの看護実践の原動力であっただろう。

だが、そこで登場する患者はこちらが誠意を示すなら援助を快く受け入れる人たちが想定されていたと私は考える。

精神科医療についていえば、統合失調症圏のひとたちは、何と言っても駆け引きの上手ではない人たちであり、看護のあら探しを得意とせず、徒党を組まない人たちである。もちろん、気に入ったナースはあり、逆のナースには文句もいうが、病棟のルールそのものを変更してほしいというような要望はまず出さない。

アルコール依存症や摂食障害の人は、こちらが良かれかしと思って導こうとする援助に、いつも「はい、ありがとう」といって素直にありがたがる人たちではないのである。

ところが、少なくとも日本における看護は親切にすることが運命的に決められていると私は感じてきた。とにかく、親切、相手の気がつかないところまで気がつき、「そうしてほしかったんだ」といわれて満足する仕掛けになっている。ところが、アルコール依存症や摂食障害の人はそのような親切をかえって疎ましく思う人であり、裏をかえせば、従来の「親切」を旨とする看護は相手を充分に対等に見てこなかった姿勢ではないかと思えるのである。

看護とはそこまで降りてきたときに本当に面白くなると思うのだが、看護の体制自体がそれを許さないことも多い。再び中井久夫の箴言を引こう。同じ、『抵抗的医師とは何か』からである。

「あなたは、また、看護婦たちの医師批判に一度は舌打ちしたくなるでしょう。しかし、そこで心を閉ざしてはなりません。医師は、医療行為者としても特権的な存在です。あなたが、単調で、つまらない、ルーチンのことと思っている作業をも、彼女たちは、禁止された者のみが持ちうる、激しい憧憬の眼でどんなに熱心にみつめているかを、考えに入れておくべきでしょう」

私たちはなぜ医師になったのか。様々な理由が挙げられるにせよ､殆どの医者は「なりたかった」との理由を排除しないだろうし、医師としての地位と発言権に不満が少ないであろう。

中井久夫は大学教授を務めた人としては例外的なほどに病棟運営についての見解を述べてきた。中井はもちろん、アルコール依存症や摂食障害の経験があり、それらを語る文章もあるが、なんといっても「分裂病（統合失調症）に調律された」（中井久夫自身の表現）人であり、私が日常的に苦労する非統合失調症圏の人が起こす混乱とは距離があるように思える。

私自身は内科で一年少しの病棟経験しかないが、そこでも患者さんの治療のあり方を巡って医師と看護が倫理的内容を含めた意見を交わした記憶はある。だが、精神科の病棟ではほぼ日常的に医師と看護で、援助方針を巡って互いの人生観を交錯させていると感じる。だが、それもまた、私の一方的な思い込みであり、あるいは私という個性がそのような交錯をとりわけ起こさせているかも知れないとの疑いは常にある。

医師も看護もケースワーカーも含めた同僚によると、どうやら私ほど患者さんの処遇、方針を巡って看護と〈やりあう〉、換言すればいつも議論を闘わせている医師は、少なくとも私の病院では見あたらないらしいのである。議論は好まない人にはひどく迷惑だろうと思いつつ、その性癖は治らない。

4　万引きと看護

摂食障害の人の一部にいわゆる窃盗癖が合併する。摂食障害と独立した疾患と考えるか、あくまで摂食障害の合併症と考えるかは専門家の間でも意見が分かれる。ただ、摂食障害と窃盗癖の両方がある人は、前者、つまり摂食障害が快方に向かうと、後者、つまり窃盗癖も改善する事実はある。

窃盗癖は、私の考えではため込み強迫、あるいはため込み症と深く関係する。手元に既に充分な食べ物などがあるにも拘わらず、いつなくなるかを考えると（たとえば今夜一挙に過食をするかも知れない）恐ろしく不安になり、スーパーなどで衝動的に万引きをしてしまう。万引きをするときには「捕まるだろう」との感覚すらどこかへ消えてしまっている。過食の衝動はあるときには止めがたく、万引きをしたパンをコンビニエンス・ストアの店内で食べ始めてしまうことすらある。

摂食障害とともにおこる窃盗癖は殆どが食べ物であるが、化粧品もある。現在のスーパーマーケットやコンビニエンス・ストアの大半では監視カメラが作動しているから、犯行が発覚するのが当然である。しかし、止まらない、そこに通常の窃盗とは違う病理が見え、私は強迫心性と深く関係すると考えている。摂食障害も盗癖も一向に改善されず、治療を受けても度々警察に逮捕されてしまう一人の女性がいた。彼女は幼いころから、父の運転する車のガソリンメーターが半分を切ると、パニックになったという。これが典型的なため込み強迫である。

繰り返される万引きを病気と考えることには精神科でも抵抗感があり、道徳心の欠如と見なされるのは、世間の常識とさして変わらない。医療関係者も例外ではなく、精神科病院でもそう雰囲気は変わらない。

私の病院でも摂食障害、特に万引きが合併する人が入院して来ると嫌な顔をする看護師は必ずいる。それは病院でトラブルになりやすいからであり、病棟内でも盗みが発覚し、対処に時間と労力を奪われるからである。ただ、私自身が嫌がらずに万引きの人を引き受け、同じ病棟で生活をしていると、看護も「そうか、どうしてこの人が万引きをしてしまうのだろう」と考え、親しみはいつの日か共感に向かってゆく。人と人のつき合いはそのようなものだと思い、看護はそれ以外ではあり得ないだろう。

他の精神科病院でも恐らく似た規則だと思うのだが、私の病院では患者さん同士の物のやりとりが禁止されている。実際には大目に見られているケースもあるが、原則は原則である。そして、摂食障害の人が入ってくると、この規則がかなり乱される。

つまり、食事時間などに、他の患者さんの食べ物をとってしまうのである。当人の弁解では「くれるといったから貰った」となり、事実そのような場合もあるのだが、そうでない場合もあり、どのみち、病棟管理上は揉めてしまう。

過食嘔吐と盗癖のかなり困難な患者さんが入院していたときのこと。私自身も適切な対応が見えず、困惑していた。病棟の雰囲気も芳しくない。あるナースに「自分の子どもだったら、どうするの」と尋ねると、間髪を入れず、答えが返ってきた。

「私だったら棄てます」

明快な口調とそれを支える自信に満ちた微笑みに、それが冗談ではないことを私は知った。そして、一部の（私はいまでもそう信じているが）看護にとって「道徳を守らせること」がいかに重要と考えられているかを知った。

私は中井久夫の文章を思い出していた。

「人格障害は道徳的劣等者ではない。道徳をすべてカッコに入れたところに医療は成り立つ。理論上もだが医療者が実際的にも「道徳的優越」を誇示することの代価は高い。相手をおとしめているのだから、それも当然である。おとしめられた方は当然、残っている自尊心が減る。自尊心（プライド）を捨てた人間ほど始末に困るものはない。これは医療であろうとなかろうと変わらない」（中井久夫『看護のための精神医学』医学書院、二〇〇一年）

教科書の域にとどまらない透徹した視線である。中井久夫もまた看護の道徳心に困惑した経験があったからこそ、この文章を書いたのではないかと、私は思う。この文章の対象は「人格障害」、現在の訳語では「パーソナリティー障害」だが、道徳心が俎上に載せられやすい意味で、アルコール・薬物依存症、摂食障害、窃盗癖の患者に通底する視点であるだろう。

看護師には、患者に対する方向性として「甘やかす」「厳しくする」の二方向性対立を心性に持っている人たちがいる。換言すれば患者をある種の躾け、指導の対象と見なす傾向の強い看護師たちであり、自らの道徳にかなりの自信を持っている人たちである。特に育児経験の自信をそのまま看護に持ち込む女性看護師は、相手を追い詰めてしまうことがある。その人たちから見れば、「何を甘えているのか。自制する道徳心がない」となるのだろう。

自尊心を捨てた、捨てさせられた人間は自暴自棄となる。だが、私はそのような人たちにこそ、支援の手を延べ続けなければならないと考える。自らの道徳心に自信を持っているのは構わないが、自信を持ちすぎた道徳心ほど困るものはない。それは他者を罰する欲求に克てなくなるからだ。道徳は他者に押しつけないからこそ、光りをもたらす。

現在の病院でなかなかセンスが良く、アルコールや摂食障害治療の面白さに関心を持ち、私が頼りにしている一人の看護師がある勉強会が終ったあと、ふと、過去を振り返るようにしてつぶやいた。「いままで仕事に生き甲斐なんて感じてきたことがなかったので……」。

その人は精神科の仕事に道徳など持ち出さない人であった。私は微かに動揺したが、自らの仕事に過剰な自信と生き甲斐を付与しない姿勢こそが、この人の良心なのだろう。私はそれを心に刻みたい。

この二月（二〇一五年）、神奈川県川崎市の多摩川で、一三歳の少年が悲惨な死を遂げた。これを題材にしたあるドキュメンタリー番組を見た。生前の彼と面識のなかった多くの人が彼の死を悼みに河原を訪れ、毎日花束を置き、「あなたを守れなくてごめんね」と繰り返す。ある日には大勢の人が、犯人とされる少年たちの現場検証を遠くから眺め続ける。

少年を悼みつつ、少年の死を悼みつつ、その死を契機に自らの人生を考え直し、立て直そうと試みる人たちの生活が描かれる。

私は思った。無残な死を迎えた少年と、彼を殺害してしまったと（それはまだ、未確定事実である）報道された少年たちの間に、共通項はないのか。私たちは殺害犯とされた少年たちのためにも「あなたを守れなくて済まない。回復して下さい」と祈るべきではないのか。なぜ、このような事件と道徳心を結びつけるのか。それは、一三歳の少年の死を弔うことによって、自らの道徳心を取り戻し、確認してゆく姿を、私はどこか寂しいと感ずるからである。一三歳の少年を殺してしまった少年の心にも沿わずに私たちの社会の回復はないだろう。修復的司法の先駆者である、ノルウェーの法学者、ニルス・クリスティは次のような意味のことを語っている。「殺人者は毎日殺人を犯す人ではないのです」。

そう、道徳心の欠如した窃盗癖と呼ばれる人たちも毎日万引きをしているのではないのだ。私はもう四〇年近く前に書かれた、なだいなだの文章を思い出す。

かれは人間の犯罪は法律の条文を学んでからするのではない。逆に犯罪をためらうのも、法律を知っているからではない。内部の自己規制のためだと説明し、さらに、なだいなだ自身が殺人を犯さないで来たのは、

「内部的な規制が強いからではなく、殺人を犯す状況におかれていないだけだ。道徳心が強いからでもない」（『思想の科学』一九七八年一月号、「犯罪についての対話」）

と語る。

「法が出来たから犯罪が成立した」と説くなだいなだは実にニルス・クリスティより早く、犯罪の意味を知っていた。

5　嫌われる人と看護の倫理観

精神科の病気にはあまり薬が効かないと思われるのは一つの誤解である。世間で躁うつ病と呼ばれる病気は、医学用語としては双極性気分障害とされるが、比較的薬によるコントロールがされやすい。うつ病も病態によるものの、薬の効果はある。安易なマスメディアと精神科医が流行らせた「新型うつ病」は別だが。

統合失調症を根本的に治療する薬はまだないが、症状を軽くすることはできる。筋萎縮性側索硬化症、脊髄小脳変性症など、神経内科が扱う難治性「神経疾患」には目下の医学では歯が立たない疾患がなお多く存在する。それを思えば、精神科はまださまざまな薬が存在する。

しかし、パーソナリティー障害、摂食障害、窃盗癖を回復させる薬はまだなく、これからも現れないであろう。そして、精神科の看護師はどちらかというと、薬の効きやすい疾患を「扱いやすい」と思う傾向にある。薬が効くと言うことは、「薬も効かない、訳のわからない病気」ではなく、「きちんとした病気」と考えやすい理屈でもある。

この、疾患としてはっきりしていることが看護の救いとなる。じつは大方の精神科医にとっても似た事情なのだが。精神科看護は薬のないところで、心と向き合うと考えるのは一方的な思い込みである。あるいはどのような患者にも、どのような疾患にも公平に、あるいは気分を大きく変えることなく看護ができると思うのは、事実ではないだろう。

「看護という職業は、医師よりはるかに古く、はるかにしっかりした基盤の上に立っている。医師が治せる患者は少ない。しかし看護できない患者はいない。息を引き取るまで看護だけはできるのだ」

「看護は診断をこえたものである」

これは、先に引用した『看護のために精神医学』の冒頭に掲げられ、すっかり有名になってしまった表現だ。だが、私は思う。中井の発言は一つの希望ではあるが、私の精神科病院の経験からは、「嫌な患者には出会いたくない」「あんな患者は二度とごめんだ」と思い、語る看護師はそれなりに多い。そして、嫌われる患者は圧倒的に統合失調症圏では少なく、その理由の一つは統合失調症は誰がみても「道徳的に劣ったひとがなる」とは考えにくいためではないか。もう一つは、統合失調症の人が基本的に闘争的ではない、攻撃的ではないからだと思う。彼らが攻撃性を持ったかのように見えるのは、大方見間違いであり、自分を守るために攻撃的な行動を結果として示してしまったからに他ならない。

諸外国に比し、日本の統合失調症患者は長期入院が多かった。はっきり言えば、日本の精神科病院はそれで生計を立ててきた。統合失調症の人たちを長期間にわたって身近に見てきた日本の精神科看護は、統合失調症の人を「恐ろしい」と見なす傾向のある世間の常識とは明瞭に違った道を歩むことが出来た。病棟における統合失調症の人の多くは「恐ろしい」より、むしろ「可愛い人」として看護されている。裏を返せば、なかなか「可愛く」ならない統合失調症の人は疎んぜられる傾向が否定できない。

薬の効きにくい病気になるに従って患者は嫌われてゆく。薬が効きにくい事態は生物学的な、あるいは医学的に認めうる病気ではない、はっきり言えば道徳的におかしいから病気になっているからだろう、との考えは常に誘惑的だ。薬で治ることがないアルコール依存症が「道徳欠如者」と見なされてきた歴史はつい五〇年前のことであり、それほど、人間は病気と薬（の効果）の因果関係に囚われがちである。

私は看護に苦手な患者がいてはならないとは思わない。そのような感情は、むしろ当然であろう。しかし、その人を苦手なことと、相手を「道徳的に劣位」と感ずる感覚は異なるのであり、ここを混同する姿勢——鬱憤というべきか——は避けて欲しいと願う。

この錯誤は決して看護に限るのではない。誰しも持ちやすい感覚であると思う。看護の仕事がそこから自由ではないと言いたいだけだ。道徳は高く、堅固であるが故に尊いのではあるまい。私は他者への寛容こそが道徳の基本だと思う。

話は飛躍と思われるかも知れないが、現在の安倍首相の姿勢に私がもっとも悲しむのは、この他者への寛容の欠如である。

☆　☆　☆

もう、三〇年も前、新潟県の小さな町の総合病院に勤務していたときに、こんな話を聞いた。看護婦は見合いの相手として、非常に希望が多い。なぜなら、その職は確実な収入をもたらすから。専業農家がまだ多く、農村地帯としては恵まれた部類に属すると思っていた地域で、すでに現金収入の切実さが問われていた。

私の病院でも五〇歳を超えた看護師に聞くと、「お金があれば、すぐにでも引退したいわよ」と語る人が少なくなく、それは本音らしい。看護系ではない大学を出たあと、看護学校に入り直して就職するのは男性に多く、確実な就労を考えての決断らしい。

看護の道を選ぶ根底には、困っている人を助けたいとの倫理があるだろうが、現実の看護師は確実な資格仕事でもある。確実な現金収入と倫理観は相反するものではない。むしろ、確実な収入こそ、倫理を支えるであろう。だが、再び私は考える。

「彼女らの圧倒的大多数は倫理的動機から看護婦の道をえらんだ」（中井久夫）と、私も思う。だが、その倫理が表面上弱く見えるもの、あるいはいかにも助けを必要としているに見える対象にとどまらず、精神科の患者の中でも一見、道徳心を欠いていると思われがちな人びとにも、あるいは「道徳心を欠き」、十代で人を殺害してしまったかも知れない少年たちにも届くことを祈りたい。それが医療における〈教養〉であると、私は思う。

私は医療が、そのような思考を続け、見えやすい倫理を疑い、深い倫理を追い求める世界であって欲しいと希望する。そこには医師も看護もケースワーカーも、その区別はもちろん存在しない。私にとって看護は仲間である。開業を夢見ず、病院の勤務医に固執してきた大きな理由もそこにある。

仲間といっても、彼ら、彼女たちが医師のように〈自由な〉身分でないことは分っている。外科医であった三原七郎『三等院長のメモ』という本がある。四〇年以上前に書かれたこの本と著者の存在を、私は中井久夫の本によって知った。医療に対する愛、横暴な医師への違和感、一部官僚の支配する現状への怒り、看護婦への溢れるような慈愛に満ちた本である。私はこの本を読み返すと、三原七郎ほど、看護という職を理解しているだろうかと不安を覚える。私は、開業医ほどではないにしても、精神科の勤務医として比較的自由に自分の少数意見を言える立場にある。チームプレーを要求される外科ではまた違った雰囲気があるだろう。

その環境で、私が考え、悩む精神科医療につき合い、意見を述べてくれるナースの多さは常に励みである。同じ病院に一八年間勤務して、私の少数意見は少しは磨かれただろう。私は世の中の多数派の人びとが持つと信じている「友情」をあまり信じない。それは多分に権力と釣り合っていると思うからである。友情は少数派が持つことの出来る炎である。私が看護にも必死に議論を挑むのはそのためである。

（二〇一五年五月）

追記（1）――今回の原稿をほぼ書き終えたあと、この三月に出版された、松本麗華『止まった時計　麻原彰晃の三女・アーチャリーの手記』を読んだ。彼女はただ、麻原彰晃の娘であるという、本人は何の責任もない事実によって、世間から邪悪な好奇心で見られ、住民票の手続きを断られ、大学入学を幾たびも断られ、自傷行為も繰り返さざるを得なかった。私は麻原彰晃をただの詐欺師、詐病扱いにして、死刑判決で終りとする裁判官たちには失望するが、この本を読み、松本麗華さんを陰になり日向になり、支えた人びとの多さに感動した。狭量な道徳心を振りかざさない日本人があちこちに――無名の人として――確かに存在する。そこへの希望の書と思った。そしてこの本を私に貸してくれたのは、外来の一人の患者さんだった。

追記（2）――ニルス・クリスティがこの五月に亡くなった。ノルウェーから帰国したばかりの友人が伝えてくれた。八七歳の高齢であったが、悲しい。「暖かい人」の見本が存在するのであれば、そんな人であったと私は思う。

第7章
診察室の監視カメラ　医の倫理が問われて

1　新しい病棟建設

甲府に住んで一九年が経った。その期間、同じ民間の精神科病院に在籍している。二十代で親元を離れてからは短いと二年、長くとも五年くらいで住む場所と仕事先を変えてきた私であったから、これほど長く同じ土地と仕事場にいるのは青年期以来となる。家を建ててしまい、動きにくくなった事情もあるが、現在の病院に来るときに「仕事上の移住は最後にしよう」と決めていた記憶もある。精神科を選択した理由の一つに、患者さんと長く付き合える期待があった。

だが、それは錯覚であったかも知れない。地域に住み続ければ、内科医であっても高血圧や糖尿病の患者さんとは一生のつき合いになるだろう。内科医に限らず、そのようにして地域に生き続ける医師は多いだろう。私の錯覚はそれが精神科医の特権と思い込んだ点にあった。

私は甲府に来て間もなくから、手帳にその日に外来を訪れた患者さんの名前を記録する習慣を持った。自らの仕事と日常を振り返るのに程よい記録装置と考えたからだ。一〇年前の手帳を開くと、どこかに見えなくなり、消息が消えてしまった患者さんの多さに驚く。亡くなってしまった人をいく人も思い出し、かつ日々の記憶からは遠ざかってしまったことを知る。精神科だからといって、常にその人の一生とつき合うわけではないと知る。長くつき合うと信じていた人が、ある日、突然に「家から通うのが遠くて、近くの病院に紹介状を書いて欲しい」と語り、うろたえを気づかれないようにしながら紹介状を書く日もあった。

これから「私の病院」という表現が繰り返し出てくるが、それは「私の勤務する病院」の繰り返しの煩雑さを避けるためである。とは言っても、医師以外の職種の人が、文章を書くときに「私の病院」という表現を多用するだろうかという疑問は残る。それを承知で「私の病院」と略する。

山梨県には県立の精神科病院が一つと、民間の精神科病院が九つある。私の病院は元々、一旦入院した患者さんを病院の中に、つまり病棟の内に閉じ込めてしまう傾向がなく、難病とされる統合失調症の人に対しても、積極的に社会復帰を進めてきた。その成果は、デイケア、障害者支援センター、作業療法センター、援護寮（この言葉は消えてしまった）など、病院に附属はするが、当事者の社会復帰を援助する、多くの施設となって実を結んできた。建物も比較的にだが、綺麗に維持されてきた。

しかし、この一九年で県内の他の病院が次々に新しい病棟を建設してきたのに対し、私の病院は立ち後れ、ようやく今年度から来年度にかけて新しい急性期病棟を建てる計画となった。この新しい病棟を建てるにあたり、設計事務所と病院の職員は繰り返し協議を重ねてきた。私の病院はこんなところも民主的で、誰か数人の判断で設計事務所と決めてしまう方向がない。その病院で大きな問題が出てきた。

2 「コンビニのような監視カメラが欲しい」

前節で述べたように、今年度から来年度にかけて新しく病棟を建て、外来棟も新しい建物に映るのだが、そこの診察室に監視カメラを入れたいという声が上がった。

「女性の患者さんとの診察であとからセクハラまがいの疑いをかけられた」「お互いの記録に使える」「暴力的な患者さんが現れたときに女性ドクターが不安だろうから……」といくつかの理由が挙がるのだが、はっきりこれだから欲しいというのではない。とにかく「監視カメラ」があるほうが何かと安心だというのだ。なかには「監視カメラがあるのが当たり前だから、全然抵抗はない」という、比較的若い医師の発言まであり、私はいささかげんなりした。

銀行やコンビニでは監視カメラが当たり前にある〈時代〉なのだから、診察室に監視カメラがあってもやむを得ないのではないかとする意見も出た。

金銭のやりとりが生ずる受付だけではなく、診察室、待合室に監視カメラを設置する病院は少数であろうが既に日本に存在する。インターネットを開けば、その売り込みサイトもあり、診察室に於ける監視カメラの法的合法性を論ずる弁護士もいる。病院の受付に設置される監視カメラは文字通り、カメラ機能だけだが、診察室に設置される監視カメラには録音装置が付随している。相手とのやりとりを記録するには録音も必要だからだ。つまり、目下、警察などの取り調べで、都合良く利用されている「録音録画装置」と同じである。

では、そもそも監視カメラとは何だろう。何を目的にするのだろう。

永井良和『スパイ・爆撃・監視カメラ　人が人を信じないということ』（河出ブックス、二〇一一年）は他者への不信が人間の歴史において、どのような活動と機械を作動せしめてきたかを、歴史上のトピックスを追いながら記述した本である。著者は「思想の科学研究会」の会員も関与した「現代風俗研究会」の活発なメンバーであった。風俗営業の取り締まりの歴史と矛盾を突く『風俗営業取締り』（講談社選書メチエ、二〇〇二年）も書いている。

永井の論は他者を信用しない、信用できない不安に脅えるこの社会をスパイの活躍から説き起こし、無差別に相手を殺す絨毯爆撃へと議論を延ばし、監視カメラ氾濫社会へと及ぶ。

監視カメラは発案時点では、工場作業の遠隔化装置であった。生身の人が近づきにくい行程で遠くの地点からカメラを操作しながら、行程を安全に遂行させる機能を持っていた。

それが金融機関、商店などに設置されるようになると、意味が変化し、犯罪を防止、あるいは発見することが期待されるようになる。但し、現在でも監視カメラの防犯機能は疑わしく、現実に防犯カメラに撮影される「犯罪者」、つまり既遂者は多い。それはすでに否定されている死刑の犯罪防止効果と同じであり、死刑を恐れて犯罪を思いとどまる人はまったくと言ってよいほどいないのである。

3　診察室の監視カメラ

では、商業施設、道路などにおける監視カメラと病院の診察室に設置される監視カメラのどこが共通点であり、どこが異なるかを考えて見よう。

路上、コンビニの監視カメラは誰が来るか分らないという前提である。むしろ相手が誰か分らないからこそ、監視をする。不審者の映像が求められている。誰もが馴染みの客であるであろう、田舎の商店とは自ずと違った要請が生じていることは自明である。そして相手は再び現れるか不明であり、不明であるからこそ監視カメラの映像が求められる。さらには不審な行い、最終的には犯罪が行われていないかの確認となる。

さて、病院の診察室は突然の闖入者でない限り、受付を済ませ、「相談」にやって来る人たちである。「対話」の場であると言ってもよいだろう。不信をぶつけようとやって来る人が存在する可能性は、人を相手にするいかなる場所でもそうであるように、病院と言えどもつねにあるが、それは本来の機能ではない。

そこに監視カメラを設置しよう、設置したいという意見は、診察室・相談室をコンビニや路上に近づけようとする心情、あるいは似た施設と考える人たちだろう。さらに心情を探るなら、患者さんに対し、客を観察するコンビニ店長や銀行の支店長と同種の不安を抱える医療従事者たちであろう。だからこそ、「いまや、コンビニにも銀行の窓口にも監視カメラが常置される時代だから、診察室に設置されるのも互いを守るためにやむを得ない」との意見が、私たちの話し合いの過程で出たのだろう。

銀行にも言い訳はあるだろう。すなわち「本来は客を信頼し、監視カメラなど付けたくはないが、犯罪防止のため、やむを得ないのだ」と。

同じ理屈で病院も監視カメラを「やむを得ない」と出来るだろうか。私はその論理が完全に破綻しているとは思わない。ただ、その論理と感性を続けてゆけば、際限がなくなるだろうと思う。地上のどこにも犯罪の可能性はあり、殺人事件の頻発するのは、少なくとも日本においては家庭であるから、「家庭に監視カメラを」の動きに理論的に反論することは出来なくなるだろう。日本の殺人事件は年間千二百件ほどであるが、約半数は家庭内で起きている。より正確に言えば、「家庭内」というだけではなく、家族による犯行である。

さらに、犯行の手前かも知れない「非行」として、子どもが母親の財布から千円札を抜き取る事態が発覚した家庭で、親が「監視カメラを付けよう」と言い出したときに、理論的に反論することは出来ないだろう。私はそこまでの「際限なさ」を見すえた議論が必要だと思う。犯罪の発見と、他者への監視への衝動を拡大していけば、「犯罪、あるいは犯罪の恐れあるところに監視カメラを」の動きを理論的に止めることは出来なくなるだろう。

診察室に監視カメラが必要で、臨床心理室やケースワーカーの仕事場である相談室に監視カメラが不要だという根拠は消えるだろう。看護師が患者と話をする場面には、なぜ監視カメラが要らないのか。それを否定する根拠も消えるだろう。人が人と接する場面に際限はなく、不安にも際限がないからだ。犯罪の恐れにも際限はなくなるだろう。

☆　☆　☆

診察室に設置する監視カメラにおける次の論点は「相手の同意を求めるか」である。日本と世界の街角と商業施設に溢れている監視カメラは相手の同意が必要ないことを特徴とする。街角に監視カメラが張り巡らされ、銀行に行けばはっきりその存在が知らされているが、といって我々に「カメラをどけて下さい、停止して欲しい」と述べる権利は許されていない。予め排除されていると言ってもよい。せいぜい、そこをよけて通るくらいの対応しか〈監視される私たち〉には残されていないである。端的に言って設置する側の権利のみが保障され、監視される側は権利の片割れもないのである。

診察室に設置する監視カメラでは、この非対称性はどうするのか。「監視カメラなんていやだ」と主張する患者にはどう対処するか。

当該医師が監視カメラの必要を譲らなかった場合、相手には恐らく二つの可能性しか残されていないだろう。「監視カメラを使わない医師の診察室に行って下さい」となるか、「ではこの病院での診察は無理です」となるか。

前者の場合、患者には、なぜ同じ病院で監視カメラを必要とする医師と必要としない医師が存在するのかについて、説明を求める権利が生ずるだろう。このような重大な差異（と患者は考えるだろうし、私もそう思うのだが）について、誰の権限により、医師の考えの違いを承認しているのかも問題となるだろう。その病院では来る患者は、監視カメラに同意する人と同視しない人の二群に、徐々にではあるだろうが分けられてゆくだろう。患者の間でもその区別は話題になるであろう。私はそれで一つの機構である病院の診療が信頼を持って維持されるとは思えない。

後者の場合、患者は「ここは監視カメラに同意しなければ診察を受けられない病院だ」と考えるだろう。それは医療倫理に適合するだろうか。そのような病院は倫理的に許容されて然るべきなのだろうか。「相手の意思を無視して監視カメラを廻すのはプライヴァシーの侵害ではないか」と問うかも知れない。路上における監視カメラは映像だけであるが、診察室のカメラは録音される。

次に患者が監視カメラで撮影と録音に同意した場合を考えよう。映像と音声のその後はどうなるか。病院で様々な取り決めをするだろうが、畢竟、その映像の一次所有権は病院に属し、「改竄の権利」もまた病院に属するのではないか。そのような疑い、懸念を患者が持つのを防げる道は狭い。

患者との折衝でどこまでを録画・録音するかも決めなければならない。患者が同意した時点で録画と録音が始まるのであるから、当然どのようにして監視カメラに同意させたかの経緯は録画も録音も残されず、その経緯は公的には医師のカルテにしか残らない。それが公平と言えるだろうか。様々な理屈を並べ立てたとしても、患者は結局のところ、弱い立場だ。病院には何かを頼みに来ているのだ。特殊な場合を別にして、出来れば穏便に済ませたいと思うのが心情だろう。沈黙も含めて監視カメラを拒否できない人もいるだろう。それを私たち医療者はどこまで推し量る度量があるだろうか。

☆　☆　☆

栃木県の少女殺人事件で明らかになったように、取り調べの可視化において部分的な録画録音はかえって冤罪の可能性を高める。権力機構は取り調べ側に都合の良い部分だけ取り出して録画し、公開する自由を活用するからだ。録画していない時間帯に充分に相手（被疑者）を威嚇し、録画が始まった時点にあっては、取調官の思うがままに相手を誘導する作業は容易であり、これは冤罪の温床である。

私はこの事件が冤罪であることを固く信じている。物的証拠は何もなく、むしろ犯人とは矛盾する物質的な鑑定が提出されているにも拘わらず、裁判員は「自白をする映像と録音」に欺された。いく人かの裁判員は「自白の映像がなければ有罪とはしなかった」とあまりに率直な感想を述べたが、これは日本国憲法第三十八条にある「何人も、自己に不利益な唯一の証拠が本人の自白である場合には、有罪とされ、又は刑罰を科せられない」に対する明確な違反である。この極めて重要な憲法条項が現在日本の法廷で全く守られず、裁判員も気にしていない証左である。本来は裁判員に憲法を伝えるべき裁判官は、映像に欺されたというより故意犯であると私は思う。

ここ数年だけを考えても、犯行を認める自白があったにも拘わらず、後に冤罪であることがはっきりした裁判例が重なっているにも拘わらず、裁判所も大手マスメディアもまったくと言ってよいほど反省がない。私はこのような冤罪を知る度に日本の民度の低さを辛く思う。

一つの社会の成熟度とは、犯罪の多寡によるのではない。犯罪に対し、いかに適切、かつ公平な対処を実行しているかによるのだ。その事実を日本人は忘れがちである。

☆　☆　☆

この節の最後に、提案された監視カメラに対し、患者が嫌だと主張し、当該の医師もそれに同意した、すなわち監視カメラを撤回した場合を考えよう。

監視カメラが同意されなかったことによって医師が失うものは何だろうか。自分への信頼だろうか。自信だろうか。患者が感じることは何だろうか。一度は提案された監視カメラを撤回する医師に対してどのような感情を持つだろうか。少なくとも信念を持って診察にあたる医師とは思えなくなるのではないか。

この場合には、監視カメラに同意しない患者を医師が同じ病院の別の医師（監視カメラを求めない医師）に向かわせた場合と同じく、患者は否応なしに、監視カメラに同意した人たちと同意しなかった人たちに区分されるようになり、患者の間には辛い不調和が生じるだろう。一人ひとりが「監視カメラに同意するか」の決断を迫られ、診察の度に迷うかも知れない。その迷いは回復に向かうものだろうか。私はひたすら苛酷な決断であろうと思う。

4　相互不信を支える監視カメラ

私は診察場面で予想外の危険が伴う場合を否定しない。実際に診察に現れた患者に刺されて死亡した医師もいる。私自身は三〇年間の臨床で、患者に殴られそうになったことは幾度かある。しかし、殴られて怪我をした経験は幸いにない。また、殴られそうになったのは、診察室で一対一で対応していたときではなく、周囲に看護者もいたが、患者が興奮して私に手を出そうとしたときが殆どである。換言すれば、患者が興奮して暴れるのは決して医師と一対一で対応しているときよりも、既に興奮し、医師も看護者もなだめているにも拘わらず、相手が制御出来ないときに起こる。

ちなみに診察室における殺人事件は一〇年か二〇年に一度であるが、家庭内の殺人事件は年間四百件を超える。繰り返して言うが、仮りに犯罪への効率的な対処を考えるなら、各家庭に監視カメラを設置するのが、現在に日本において殺人事件の発見にいちばん寄与することだろう。

話を戻そう。殺人を含め、予想外の事故を監視カメラで未然に防げるのではない。道路上の犯罪が監視カメラで防げないのと同じである。危険を察知したときのために、診察室の机のドなどに非常ブザーが用意された病院もある。私自身はそのような危険に遭遇しないできたが、それは幸運と言えるかも知れず、非常ブザーの設置を否定しようとは思わない。そうすれば誰かが駆けつけてくれるだろう。監視カメラは診察場面に於ける殺意を抑止するだろうとの考えは人間の殺意を知らないものの錯覚であると私は思う。

監視カメラがなぜ、求められるのか。それは人々が不安だからである。相手に対して疑いがあるからである。人は人が信用できないとき、機械に頼り、機械で確認しようとする。機械に尋ね、調べようとする。

先の永井良和はこう語る。

「監視カメラの増殖や、セキュリティの優先といった世の中の流れは、人間が他者と共存する可能性を閉ざしたり、削いだりする。自分がおかれた状況のなかで、他者への不信を断つことが可能かどうか。——その判断力を失った人、育てられなかった人には、接触を事前に回避し、他者を排除するという方向しか残されていない。けれども、それは社会性の喪失に向かうことでもある」

戦争は国同士の相互不信が頂点に達したときに起きる。より正確に言えば、頂点に達したと国の為政者が民衆を納得せしめた時点で起こしうる。戦争は他者への不信の極限状態と言える。しかし、他者への不信は日常にある。

精神科の診察には自分自身への不信、他者への不信、社会への不信を抱えた人がやって来る。そして診察とはその不信の由来とゆくえを虚心に聞く場であり、あるときはその不信の方向が違っている可能性を話し合う場であると私は思う。医療者の役割とはその援助であり、不信を増強する立場ではない。私は監視カメラが人間同士の不信を穏やかにする道具とは考えない。

診察室とは、機械を超えて人間が話し合う場である。

「監視カメラがあれば、あとで会話などを確かめることができるからむしろ安心して話ができる。患者さんにとっても有用なだろう」との意見も登場した。

診察の後日、医師と患者が監視カメラの映像と録音を聞きながら、反省しあうとでも言うのだろうか。症例発表を互いの前提として、診察を録音する習慣はある。精神鑑定の正確さを期するために録音する場合もあるだろう。私はそれらを否定しない。だが、録音・録画を特定の目的ではなく、むしろ日常的に診察を録音・録画しようとする監視カメラは、言葉通り、互いの監視を前提とする。

診察、あるいはより広く考え、医療行為とは他者への信頼に基礎をおく。最近は、胃カメラの診療を受けるときにも起こりうる副作用、突発事故を「了解した」旨の書類に署名することが要求される。しかし、その署名を行ったとしても、なお、相手、この場合は医師になるが、その医師が故意には操作ミスをしないだろうとの信頼で検査を受ける。

医師、あるいは言葉を広げて医療の倫理とは何だろう。私はまず、倫理とは論理を超えるものだと思う。たとえば、「自身の能力と判断に従って、患者に利すると治療法を選択し、害と知る治療法を決して選択しない」「医に関するか否かに関わらず、他人の生活についての秘密を遵守する」などのヒポクラテスの誓いは、論理を超えた倫理であったろうと私は思う。医療の倫理は、論理を超えるからこそ、人が携わり、人の苦悩を引き受ける役割を負ってきたのだと思う。倫理は感情と信頼を伴うものだ。

そして医療行為とは犯罪の発見、犯罪の恐れの発見を一義的に目指すものではない。だが、監視カメラの適応とは犯罪の監視、犯罪の恐れの監視と、理論的にはいくらでも拡張しうるものであろう。診察室、公民館、学校の教室、教会、さらに家庭、人が集う場所であるならいかなる場所に於いてもそこに設置されることに対し、論理的な反駁は難しいだろうと私は述べた。

5　録音は恥ずかしい

私は監視カメラが作動する診察室で仕事をするのは嫌であり、一般的にも好ましい環境とは言えないとする立場だ。ここまでは論理的な非有効性を論じてきたが、ここでは感情を交錯させながら、監視カメラの〈不快さ〉を考えて見たい。

まず、私は診察場面が録画、録音されることが〈恥ずかしい〉。精神科の診察とは、第三者に聞かれると面はゆい、あるいは恥ずかしい内容を含んでいると私は考える。それは患者と呼ばれる人の発言、あるいはその表情が恥ずかしいのではなく、そこに調子を合わせようと試みたり、あるいは、下手くそなアドヴァイスを伝えようとる〈治療者〉の発言が聞かれれば恥ずかしいと思うのである。

私は第三者に聞かれれば、恥ずかしい内容を含むからこそ、治療関係も成立すると考える立場だ。多少のはみ出し、言い過ぎ、失言、それらを含み、その程度のはみ出しを互いに共有する、認め合うことで治療関係は維持される。第三者に聞かれて全く恥じることのない対話などあるだろうかと思案する。

互いの会話を録音で確かめようとして恐れない治療関係は、このような〈はみ出し〉、〈不確かさ〉、あるいは〈恥ずかしみ〉を排除しているのだろう。繰り返して問いたい。相互の不信を前提とせず、むしろ相互の信頼関係を前提にしつつ、録音を聞いて互いの発言を確かめ合う治療関係など存在するのだろうか。

精神科医療の流れをここ二〇年の幅でいえば、「症例検討会」が衰微し、生物学的精神医学が席捲していると言えばよいだろうか。それらとは別に社会復帰、社会参加を促す動きは活発であり、ありがたいことなのだが、何と言っても一つの症例を時間をかけて話し合う医師の集まりは減ったように思う。現在も「症例検討会」を続けている医師はそれだけで「良心的な」人たちだというのが、私の考えである。

さて、そこで私が参加したおそらく百回を下らないであろう症例検討会を思い出すと、いくら良心的な医師といっても、自らの発言を多少は都合良く記憶しているものだと思う。自らの発言を失敗例として紹介する医師も確かに多く、それでなければ、将来に役立つ症例検討とはならない理屈だが、それでも医師の自己愛は存在するというのが私の感慨だ。その程度の自己愛があることを自覚しながらの診察風景に我われは満足した方が良いだろう。裏を返せば、精神科に限らず、診察とはその程度の誤解と誤差で成り立っているのだ。

監視カメラはその自己愛を歪ませるだろう。真摯に聞き返せば、自分はこの程度だと反省はするだろうが、いやにもなるだろう。私はそれが明日の治療に繋がるとはあまり思えない。

6　たとえ訴えられても

応報的司法に対し、修復的司法がある。英語ではRestorative Justiceという。一つの犯罪が起きたときに、それを国家の決めた法律に違反したが故の犯罪者であり、だから、法律に従って処罰すればよいと考えるのが応報的対処である。それに対し、犯罪は人々、および人間関係の侵害と考え、被害者と加害者と、さらにはその人たちを含むコミュニティー全体の人間関係の回復を志向するのが、修復的司法である。

ハワード・ゼア『修復的司法とは何か　応報から関係修復へ』（新泉社、二〇〇三年）は犯罪そのものへの暖かな視線に満ち、人間が犯罪、ミス、不信に陥った事態を考える際の優れた示唆の本である。

医療行為は、相互への信頼を育む方向で開始される。私が初診の人に心がけるのもそれである。もちろん、失敗は数え切れないが、まずはどこまで信頼の言葉が交わせるかを、相手を見、相手の言葉を聞き、考える。そこに機械はない。現在の日本にあって、いくら駅前診療所が増加したとはいえ、気楽な受診を標榜するコンビニ（風《ふう》）診療所が増加したとはいえ、精神科を受診するのはそこそこの決断を必要とする。その決断に感謝する姿勢がなければ精神科の医療は信頼を欠くものとなるだろう。

私個人の場合にあっても、診察の場面で、あるいは診察が一旦は終った後に、患者との間でもめ事が起きる可能性を否定はしない。「ああ言った、こう言った」「そんなことは言っていない」で揉めたこともある。そのような揉め事はなければそれに越したことはないだろうが、常に可能性として存在すると私は考える。揉めたときに、互いの話し合いで解決の方向に向かいたい。それですべてが成功したとは言わないが、多くの場合、互いの納得を得てきた。納得できず、別の医師の外来に替わった患者もいる。それで仕方がなかったと考える。

いま、私の語った過程に監視カメラがあれば、何か解決に役立っただろうか。監視カメラの録音に基づいてどちらかが非を認める結果になるかも知れない。どちらかが「私が正しかった」と宣言をし、相手に謝罪を求め、実際に謝罪が得られるかも知れない。診療場面の出口、診療の一つの結果としてそれで良かったのだろうか。それで人間関係の回復になるだろうか。診療というのはどちらかが非を認めれば解決するものではない。あくまで人間関係の回復と修復である。監視カメラの録画・録音を聞き、反省を表明することが、そこに繋がるだろうか。

セクハラで訴えられそうになったときにも、私は監視カメラの映像と録音に自らの義を委ねようとは思わない。自らの記憶に問い、謝罪すべき時には謝罪し、そうでないときには説明をするだろう。監視カメラの映像と録音に依拠しようとは思わないし、その録画と映像に助けてもらおうとも思わない。逆に映像の結果、私が助かったとしても、相手は納得せず、むしろ私への不信を籠もらせるであろう。私はそのような人間関係を望まない。機械は人間の不信を取り除くものではない。

監視カメラはその性質上、ことの白黒をはっきりさせようとする衝動を内包する。勝ち負けを急がせるとも言えるだろう。その再生によってどちらかが「勝利」をおさめたとしても、互いの不信が消えることはなく、両者にトラウマを残すであろう。勝者から見れば、相手(敗者)

は何と言っても監視カメラが再生するまで自らの過ちを認めなかった人なのだから、再生した時点で信頼の回復を願う方が無理だろう。敗北させられた側は、機械によって敗北したとの経験を積み、次は機械による敗北をすまいと思うだろう。

わたしがここで述べたように、この経過は両者にトラウマを残すと思う。互いの信頼は機械が判定するまで解決できなかったのであり、これからも解決できないことを確認せざるを得ないであろうからだ。

監視カメラによって自らを守りたいと願う人々は、米国で銃により自らの命を守るのが正義だと信じている人々に近いだろう。相手とその言葉が信用できないとき、言葉の通用しない銃を用いて相手との関係を遮断するのである。

録音監視カメラはあなたとの語ったこととその表情を記録してくれるだろう。相手の語った言葉も記録してくれるだろう。しかし、あなたが語りたかったが、語り得なかったこと、相手が語ろうとしたが、語りそびれてしまったことは記録してくれないであろう。

本当はどのような気持ちで笑ったのか、泣いたのかも記録してはくれないだろう。

ここで毎週私の外来にやって来る一人の人の〈毒舌カレンダー〉と題する詩を紹介したい。彼女は膨大かつ機知に富んだ川柳を書き続けているが、たまに詩も書き、今回は詩である。私がよく使用する外来三番の診察室には立派な額に入ったこの詩を飾ってある。読んで微笑んでくれる人が多いのは幸いである。そんなときには世の中、捨てたものではないと思うのだが。

毒舌カレンダー

三番の診察室には
毒舌カレンダーがかけてある
おはいり
しけたつらすんなよ
ごちゃごちゃいうんじゃないよ
十年間以上
一日も休んだことはない
毎週、かならずめくられる
かなり、へこんだこともある
白髪になっても
髪をわらって抜きながら
今日も一枚めくられて
あばよ　いのちのせんたくだぞ

なんだか泣けてきちゃったよ
　　先生……

　この詩が監視カメラの作動する診察室からも生まれるだろうと考える人は、人間がどのようにして詩を作るか、作りたくなるかをおよそ理解しない人だろう。この詩に微笑みを返さない人だろう。監視カメラの作動する診察室では、このような詩を詠もうとする衝動は生まれず、このような詩に感動する光景も消えるだろうと私は確信する。診察室とは詩が誕生する場面でもあるのだ。それを忘れてはなるまい。

☆　☆　☆

　最後に鶴見俊輔さんへの感謝を述べて終りにしたい。

　私は自分の病院で監視カメラが導入されようとして、その可能性が現実味を帯びたとき、病院を辞職したくなった。監視カメラに対し、時代の流れを連発する人たちと仕事を共にする苦痛から逃れたいと思った。院内の親しい友人にも相談した。だが、私は残って闘うことにした。辞職することは容易でもある。自分一人で決められるからである。

　だが、監視カメラ導入に反対する仲間を見棄てることは出来ない。医師は一旦職場を辞めても、比較的容易に次の職場が見つかる。その特権を利用したくない。

監視カメラ導入について言えば、私の論理は、導入賛成論者に劣っているとは思えない。だが、ここでも論理は感情を伴う集団心理に負けることがある。論理は常に弱点を含む。ただ、試合に負けても、内容で勝っていることがある。その大切さはどこかで鶴見さんに教えられた記憶が甦る。

私が監視カメラが作動する診察室を持つ病院に勤務し続けることは「転向」であろうか。その問は詰らないと思えるようになった。私一人の問題ではないからだ。個人の転向を問うより、否、個人の転向とは常に集団の中での力動を問わねばならない。

鶴見さんが、賞賛して止まなかった金達寿の小説『朴たちの裁判』（筑摩書房、一九五八年）を思い出す。独裁政権下で逮捕される朴は、その度に「済みません、もうしません」と両手をついて迫真の演技で詫びる。しかし、釈放されると再び、元の活動を復活させる。権力は朴の謝り方があまりに上手なので毎回釈放してしまう、一種の喜劇の様相をとった転向劇となっている。朴は〈表面上の転向〉を続けることに、自らの身を守り、自らの思想を将来につなげようと努力を続けた。そこに日本の知識人には欠けがちな権力機構との対峙の仕方を評価した。

個人がなし得る行動に限界はある。だが、個人が持った考えと行動は地下水脈となって流れる。それを信じなければ、個人の思想は成り立たない。また、集団の転向を論ずる際にも個人の抱えた葛藤と行動はいつまでも記憶されるべきだろう。

（二〇一六年七月）

補記：二〇一八年一〇月に、新病棟が竣工したが、幸いなことに診察室の監視カメラ設置は見送られた。ところが私の知らない間に、新病棟の入り口、廊下、個室などにこれでもかと言うほどの監視カメラが設置された。残念なことだが、この事態に危機感を表明する現場職員は少数派である。闘いは終っていなかったのである。

第8章 人びとの記憶

1　Go(o)d bye AA

この三月で、五年あまりのＡＡの常任理事生活が終った。もう、あの熱気に満ちた常任理事会と評議会に出席しないと考えると禁断症状に苦しむ。Ａ類理事(註)の話がやってきたのは二〇〇四年の秋だった。その年の十二月にはじめて東京での理事会に参加、前任の札幌からやってくる田辺等先生に聞くと、理事会の出席率は八割を超えるという。大阪からやってくる佐古恵利子さんは朝の五時に起きて新幹線に乗るという。

当初は札幌や大阪から来る人より不熱心では申し訳ないと考えたが、回を重ねると前回の積み残し議題が気になり、休めなくなった。かくしてほとんどの理事会に顔を出す結果となった。会議で受け取った分厚い書類と評議会報告はいまも書棚の一角を占めている。一つひとつの書類を取り出すと、そこでの激しい議論を思い出す。グループの良心とＡＡの伝統の関係、献金を呼びかける文章の適切さ、評議会の分科会のあり方と時間配分、広報フォーラムの人選問題、適切な専従職員の数と賃金、書籍のインターネット販売の是非、実に多くの議論を経験した。ほかのどの組織においても経験したことのない真摯な議論であった。

ある議題が私にとっては他人事であっても、ＡＡメンバーにとっては生き死ににかかわる、看過しえない課題なのだと理解するようになった。私は年に五回の理事会に上京し、議論に加わるだけでよかったが、Ｂ類理事は理事会の前日に別の委員会を開き、書類をまとめ、多大な労力を費やしている姿を見た。この熱意は現在の日本社会で特別だ。

☆　☆　☆

理事会の議論はしばしば紛糾した。昔は取っ組み合いもあったと聞くが、私の在任期間はそこまでは行かず、それでもかなり険悪な雰囲気になることはあった。

Ａ類理事の役目の一つは仲裁に入ることらしかったが、私の性格からそれは難しかった。私の発言が紛糾の元になっている場面も多かったのだから。

私はいかなるときも、「私が議論をしている相手は昔は飲んでいたのだ」という考えに陥らずにすんだ。「アルコール依存症の人はなぜこのように考えてしまうのか」と悩む経験もしなかった。アルコール依存症に特徴的な性格は存在しない――とは米国のＡ類常任理事を務めた、著名な学者でもあるG.Vaillantの主要な研究結果でもある。

「これ以上、議論がこじれると誰かがスリップしはしないか」との妄想も思いつかなかった。そもそも、理事会の任期を振り返ったときにはじめて、この感想を思いついたのであって、任期中はまったく、理事会メンバーの飲酒に感想を持たなかった。飲酒していた過去を具体的に知らないという幸運もあったかもしれないが、飲酒をしていた頃を思い出そうとする欲求は湧かなかった。

理事会の昼休みは池袋のゼネラル・オフィスから歩いて十分足らずの定食屋でとるのが常であった。春は通りすがりの小学校の桜が美しかった。美味しいきんぴらゴボウを食べながら、さっきまでの沸騰が嘘のように穏やかな顔をみて、逆に議論の真剣さを思い、敬愛の念を抱いた。

今年の二月、最後の評議会の帰り、私は旧知の仲間と車で山梨まで戻った。その車中で、この一四年間につき合った山梨のアルコホリックを思い出した。私が山梨県の病院に赴任した頃、AAは週に二日、甲府市内で細々とミーティングを続けていた。住み始めて間もなく、多少のアルコホリックが集う私の外来の日になると、ある甲府AAのメンバーが現れて、「だれかAAに来そうな人いない?」とにこやかにしていたのがいまとなっては笑い話である。

あれから歳月が経ち、山梨のAAメンバーの多くが知り合いになり、個人史を知るメンバーも増えてきた。だが、車中でその人たちの名前を思い出しながらも、かれらの過去をすっかり忘れている自分を発見した。関心が消えるとはこのような現象を言うのだろう。

私にとって回復したアルコホリックの過去はどうでもよくなっていたらしい。それは、私のＡＡに対する感謝であり、私は果報者であった。

☆　☆　☆

私はなぜ、昔つきあい、苦労をしたアルコホリックの過去を忘れたのだろう。答えの一つは回復の非連続性であると思う。

ほとんどのアルコホリックは飲酒をあきらめる過程で迷って来たと私は思う。つまり、まだ飲みたいという気持ちを抱え、しかし、それを乗り越えて飲まない道を選んできた。迷いは否定材料ではなく、人間的である。ただ、結果として、比重として飲まない道をたどってきた。結果だけははっきりとした二者択一である。

この曖昧さを許さないのがアルコール依存の特徴でもある。摂食障害であれば、そうもいかず、過食を徐々に減らす試みは大いに有効であり、過食かどうか自身が判断に迷う場面もありうるだろう。

アルコール依存症の診断がされてなお、飲み続けるアルコホリックについて「元の酒飲みに戻れるとの幻想を抱いたため」と説明されることがある。現実にはもとの適正飲酒（？）に戻る可能性がないにもかかわらず、そこに挑戦してしまう心理状態をいうのだろう。

だが、私が見てきた、飲酒を繰り返す人々は「飲酒をしても、また回復したアルコホリックに戻れる」との幻想が強いように思う。つまり、「いつでも回復は出来る」と信じ、飲酒と断酒の間をかなり自由に往来できるとの観念から自由になれない。

そういえば、多くのアルコホリックは「酒は止めようと思えばいつでも止められると思ってきた。それが間違いだった」と述懐する。

回復とは、飲む自分と飲まない自分の間に決定的な断絶があり、自由往来の不可能性を信じ、往来の出来ない＝不連続な事態を信ずることである。

酒を止めて安定していると（少なくとも傍からは）見えるアルコホリックが「また飲むかもしれない。いま、飲まないでいるだけ」と語ることがある。それはアルコール依存症の怖さを語っているのだろうが、現実を反映はしていないと私は思う。

スリップをする人はいるが、「もうスリップとは無縁だ」と感ずるときがあるはずだ。それは「回復の非連続性」を語っていると思う。非連続だからと言って、ある日突然くるというのではない。日々の努力の積み重ねでくるが、それでもどこかで後戻りのない、非連続感が生ずると思う。

私はあるとき、回復をはじめて一年以上が経過したアルコホリックに聞いてみた。全員が最後の飲酒の日時を正確に記憶していた。最後の飲酒はそこから非連続の闘いが始まった、忘れがたい記念日なのだ。

不連続感は自己と周囲に安心を与える。私が理事会や評議会で出会ったアルコホリックに感じた安らぎはここに由来していたと思う。だから私は安心して議論を交わすことができた。私の敬愛する、あるアルコホリックは理事を辞任するとき、「これで最高の役割である、グループの皿洗いに戻れる」と言った。私にはグループがないのだが、アルコホリックの回復につきそう人生は続けたい。私は残念ながら神を信じないのだが、Go(o)d bye AA である。

（二〇一〇年四月）

（註）AAの常任理事にはA類とB類があり、A類はアルコール依存症に関わってきた医療職、ケースワーカー職などが推薦を受けて就任する。まだ、アルコール依存症にはなっていないのが条件ではある。これに対し、B類はアルコール依存症にはなったが、酒を断ち、安定した期間を持ち得た人が評議員の投票によって選ばれる。

2 〈趣味〉を持つ人間の弱さ

私は外来を訪れる人にほとんど趣味を聞く。趣味は直接にではないだろうが、その人のパーソナリティと家族の雰囲気を反映すると思ってきたからだ。相手が若く、家族の問題を抱えているかも知れないと思えば、両親の趣味も聞く。相手は言い淀むことが多いが、概して父の方は極端に無趣味であったり、逆に釣り、登山と多趣味であったり、人によって差が激しい。母は趣味を持たない人が意外に多く、精神科医としての発見であった。

アルコール依存症の人の妻は、しばしば夫の無趣味を嘆く。「この人もお酒以外に何か好きなことがあればいいのに、お酒しかないんですよ。」

ところが、その妻自身に趣味を聞くと、「えっ？　私ですか」と立ち止まってしまう場面が多く、人は見えても自分は見えない、ひとつの例証になると思ってきた。

摂食障害の人では中学生のときにスポーツを楽しんでいた人はそれなりにいたが、吹奏楽部に入っていた人が多かった。私が好んで趣味を聞くためかも知れないが、フルート、トランペット、ホルン、打楽器と多彩であった。趣味を語りあうだけで、初対面で緊張している思春期・青年期の人との間の緊張が和らぐ瞬間も経験してきた。決していきなり「症状」を聞いて、こころがほぐれるものではない。

私は臨床で統計を取る能力も余裕もなくきたので、どれほどの割合で楽器の演奏を趣味として楽しんできた人がいるか断定できないが、摂食障害の人に多かった記憶は積まれてきた。趣味とはそれで生計を立ててはいないが、イデオロギーに無関係に成立し、生活の潤いとしてその人に大切なものである。また、家族の生活における余裕を示しているだろう。

そして振り返ると、彼女、彼らが持った、（たとえば）音楽への趣味は思春期から青年期での発病を妨げはしなかったのだと知る。〈好きなもの〉が明確な人はそれだけでも自己主張が出来ているので、ひとつの強さだと私は考えてきたのだが、思春期の趣味は学校教育におけるクラブ活動とほぼ一体化していることもあり、違う視点が必要なのかも知れない。

摂食障害や自傷行為で訪れる人たちと会話をしていると、「自信がない、自分が嫌い」という声をよく聞く。それはもう一つのはやり言葉のようにして彼女たちから洩れてくる。自分が嫌い、だから体を傷つける、徹底して痩せる、薬もたくさん飲む――といった風だ。嫌いな自分をさらにさいなむ。

私も自分が嫌いであった時期がある、それをどのようにして逃れてきたのだろうか。

☆　☆　☆

私が一八歳で、最初の大学に入ったとき、当然のことのようにクラブ活動に入ろうと思い、どこかを迷った。大学教授になるべきだという洗脳は家族から受けていたが、どのような学問を志そうかとはまったく考えていなかった。その未熟さは高い代償となった。

駒場のキャンパスではさまざまなクラブが銀杏並木の間に机を出して、新入生の勧誘をしていた。拡声器を使って学生運動の勧誘もあったが、そこは無視した。中学時代から登ってきた山登りの延長で「スキー山岳部」、いちどはやってみたかった「演劇部」。演劇部は駒場だけでも三つはあったが、美術・音響などの裏方、演出の才能は乏しいと自認していたし、俳優の自信はもっとなかった。本命はオーケストラだった。

才能が乏しいと分ってはいたが、オーケストラに入れてもらい、比較的初心者の多いチェロを弾かせてもらうことにした。もちろん、触ったこともなかった。五十年近くが経過した現在では「入団テスト」があるらしいが、当時は希望だけでよかった。

私の生家は裕福ではなく、かつ親類のどこを探しても音楽を専攻する人はいなかった。私は幼いときから楽器を習うことはなく、ただ、小学校の校長が後に音楽大学の教授になるほどの音楽好きであったため、別の音楽の教師が放課後に有志にヴァイオリンを教えていた。そこに私はほんの僅か参加し、楽しんだ。ケテルビー「ペルシャの市場にて」の旋律が今もって耳に残るのはそのためである。

しかし、元々、音感にも乏しかった私はその後楽器から離れ、歌うことは何より苦手であった。しかし、音楽への愛は残り、中学生の頃から、レコードやラジオでクラシック音楽を聞くようになり、モーツァルトの天才に憧れ、深夜に流れるグレゴリオ聖歌は受験勉強の緊張を和らげる別世界であった。

迷った末に入部した大学のアマチュアオーケストラだったが、先輩のヴァイオリンには日本音楽コンクールで入賞した人が存在し、彼は学園祭でベートーヴェンの後期弦楽四重奏を圧倒的な迫力で弾き通した。ホルンの先輩はピアノがプロ級でオペラのピアノ稽古のアルバイトに出かけていた。同級生のフルート奏者は大学を卒業してから、スイスに音楽留学し、彼の地の管弦楽団のトップ奏者になった。

そんななかで私は全くの劣等生であり、音楽がいかに才能により、優劣の決まってしまう世界かを再確認する機会でもあった。

あるとき、先輩でヴァイオリンパートの人が、放送局の歌謡曲の伴奏のアルバイトに出かけた。「エキストラ」、略して「トラにいく」というのもオーケストラで覚えた表現だった。かれは、プロの演奏家としてはやりがいのない世界を想像して出かけたが、案に相違して心をこめたプロ意識のある演奏態度に衝撃を受けて帰ってきた。そして、この話を私に伝えた。

私は他のオーケストラ、いわんやプロのオーケストラにバイトにいくなどあり得ない話だったから、かれの感慨を限りなく羨ましく聞いた。

私はオーケストラで、才能の豊かな人たちが決して私たちにきつい仕打ちをするのでもないことを知った。だから、ろくに譜面も読めないのにすぐには辞めずに済んだのだ。

私は友人に恵まれ、とにかく音楽が好きであったから、チェロの椅子に坐っていた。それでも、自らの才能のなさがオーケストラではあまりに辛く、二年半で辞めてしまった。自分が愛する領域において、才能の乏しさがいかに辛いものであるか、それが芯まで染みとおった。音楽の才能に乏しい自分が嫌いであった。

私が「劣等感を訴える人」「自分を嫌いな人」、精神科領域のはやりの言葉で言えば「自己評価の低い人」に対してほんの僅かでも共感しうるとすれば、このオーケストラ体験のゆえである。劣等感を持たないと自負する人間の〈公害〉を疎ましく思うのも、ここでの体験に支えられている。劣等感があってもよい、しかし、心底好きなものがあれば、困難なときに人を救う、私はそう思ってきた。

もし、私の所属したオーケストラのメンバーが一人で音楽を楽しむのを良しとした人ばかりであれば、もともとその人たちはオーケストラには入らなかっただろうし、私のような劣等生を受け入れもしなかっただろう。つまり、仲間を求める心情自体が、他者への寛容を含んでいる。

☆　☆　☆

趣味にも、その人の才能が響く趣味とそれほどでもない趣味があると思う。前者は〈芸〉の領域に一歩踏み入れるもので、音楽、美術などがある。その代表は楽器を弾く、バンドを結成するといった、音楽関係であろう。後者で言えば、切手を集める、列車の看板を集めるなど、収集に関わる趣味がその領域だろう。

前者の場合、生計を得ないまでも、本職に近い域に達するともはや〈趣味〉とは呼びにくくなる。先に紹介したオーケストラの先輩はいまもアマチュアオーケストラで活躍するが、彼にとってのヴァイオリンはもはや趣味ではなく、彼そのものであろう。人の趣味はある域を超えると、趣味ではなくなる。プロの技量であった上野博正の新内を趣味と言うことは出来なかった。つまり生計の手段となる前に、趣味から脱落してしまうと私は思う。その意味で〈趣味〉とは好きでありながら、プロには達しない哀しさを持っている。

いくら上達しても、楽しんでも職業にはならない趣味も存在するだろう。先に挙げた切手集め、鉄道旅行などは、そもそも上達という範疇に入りにくい。

☆　☆　☆

鶴見俊輔『転向研究』からの孫引きだが、戦争中の転向を研究した司法省の調査によれば、非転向者は転向者に較べ、「趣味なし」と「文学の趣味」が多かった。ここから鶴見俊輔は人間のもつ趣味と転向の準備性について、皮肉をこめながら以下のように語る。

「非転向者であるためには、ずぬけて無趣味であるか、あるいはずぬけて自分自身によるシムボル形成能力をもっているかのどちらかの極端であることが必要であるらしい。スポーツ、映画演劇、ハイキング、魚釣、音楽鑑賞などのような自己の外のものによりかかることの必要な趣味は、転向の条件となる。……俳句・和歌・浪曲への耽溺は、ある種の非転向を特徴づけるとともに、ある種の転向をも特徴づける」（『共同研究　転向』平凡社、一九六二年）

このような厳しい峻別を含む文体は後の鶴見俊輔からは徐々に姿を消してゆくのだが、ここには統計を離れて鶴見自身の〈趣味〉に対する見解が含まれているだろう。

なるほど、好きなレコードを聴いたり、ハイキングなどの趣味は外に寄りかかるのか。確かに留置所では好きな音楽を聞くことは許されないし、山登りも出来ない。

しかし、獄中では自己内対話を続けることが可能であり、俳句を作ることは出来るだろう。埴谷雄高を評価する鶴見俊輔ならではの発言と思ってきた。

話が飛躍すると思われるかも知れないのだが、企業爆破事件の死刑囚・大道寺将司の句集『棺一基』はそのような、ある意味で必死の「非転向」の書である。企業爆破事件で無辜の人々を殺傷してしまったことを悔いていないというのでは決してない。悔い続けている。だが、同時に彼は他の幾人かの仲間が海外へ去った後も四十年間の獄中生活で、昭和天皇への呪いを棄てないでいる。

まなうらの虹崩るるや鳥曇
時として思いの滾《たぎ》る寒茜

この二句から、彼らの最大の失敗事件であり、痛恨事でもあった天皇列車爆破未遂事件（虹作戦）を心に刻み続けている大道寺を見取る辺見庸の提起にわたしは頷く。そして、もちろん、大道寺将司は、自らの俳句を〈趣味〉とは決して呼ばず、呼ばせないであろう。それは畳三畳の獄舎での生そのものなのだから。これは〈芸〉であるがゆえに趣味から脱落するのとはまた違った経路の、趣味の拒絶ではないか。

あるとき、鶴見俊輔に「鶴見さんは、趣味はないんですよね」と聞いたことがあった。私以前にも同じような質問を投げた人がいたことを知っていたからである。鶴見俊輔は数秒考えて、「君の予想の通りだよ」という雰囲気で、苦笑いをしながら、しかし、自信を持って「ないねえ」と答えた。

鶴見俊輔になぜ趣味がないのか。それは考えること、活動することのすべてが、思想化され、趣味の入る余地がないからだろう。鶴見俊輔の編集した『ちくま定義の森　定義集』に「趣味」の項目がないのは象徴的であると思う。私はこの本を開くとき、そこに存在しない項目によって、鶴見俊輔の考えを知ることができるように思う。

☆　☆　☆

かつて「思想の科学研究会」の「集団の会」は日本の「サークル」を調べ、『共同研究　集団　サークルの戦後思想史』（平凡社、一九七六年）という一冊の本にまとめた。

敗戦後間もなくの日本に誕生した、政治組織に類似するサークルから、日本社会がある程度の余裕を持ち始めた高度成長期に多種多様に花開いた趣味のサークルまで、六十を超えるサークルを紹介した。

サークルは人の集まりだ。趣味・嗜好は基本的には個人の内面で成立するが、人間は趣味を共有する方向に向かうから、サークルが誕生する。

「集団の会」で鶴見俊輔が発表した「なぜ、サークルを研究するか」という論文がある。私はその度重なる書き直しの原稿を、傍らで聞いていた。そこでは、あまり政治的な意味を持たない、趣味のサークルが持ちうる意味についての鶴見自身の評価が語られている。

「たかが老人の盆栽いじり、田舎もののひねる月並俳句と、ヨーロッパ近代文化の基準によって軽んじるにも、ひとつの正当さをもっているだろうが、盆栽も月並俳句も日本の民衆の習慣として、ぬきがたい意味を持つことにも気がつく方がよい。そこには、前衛政党の支配、社会主義社会の成立以降にも、生きのびてゆくであろう民衆の自由への希望がこもっているものと私は思う。サークルには、光頭会とか、愛猫の会とか、へんなもののように見えるものもあるけれども、千年の眼をもってすれば、それらのいくらかひねこびた現在形をとおして、日常生活の小さな物をいかして自在な生き方を演じようとする市井人の志をうかがうことができよう」（『共同研究　集団』）

『転向研究』における厳しさを思えば、趣味を含めた人間生活に眼差しの優しくなった鶴見俊輔の変化を感じる。ここで鶴見俊輔がその存在意味を肯定的に評価するのは、生きる上で必須とは言えない趣味のサークルである。

☆　☆　☆

私自身の音楽の〈趣味〉に戻りたい。甲府に住むいまも、多いときで月に数回は、東京や松本のコンサートに出かける。東京の学生時代には、音楽大学生のオペラが五百円ほどで聞け、それに足繁く通っていた。その習慣は続き、モーツァルトやヴェルディのオペラを劇場で聞かない年月は考えられない。

昨年の十月、東京の王子ホールで、クリスチャン・ベザイデンホートのフォルテピアノ演奏会を聞いた。音楽好きな高校の先輩を誘い、音響効果の良いこのホールで聞いた。ピアノソナタ４番、K282、新発見の真曲とされるアダージオ KAnh205、「キラキラ星」の変奏曲、K265で前半を終り、後半はイ短調のロンド K511。最後に終楽章がトルコ行進曲で知られるK331。

ひとつひとつの音にこめられたニュアンスの強さ、タッチの揃い方、微妙なテンポの揺れ、ハッとする旋律の歌わせ方、全休止の間《ま》、それまでピアノフォルテに持っていた先入観が吹き飛ぶとともに、今まで聞いてきたモーツァルトのピアノ演奏が遠くへ去ってしまう感覚に襲われた。二十代から聞き続け、私の宝物であったギーゼキングのモーツァルトに違和感が生じ、数か月聴けなくなった。私は古楽器による演奏はいままであまり好んで来なかった。アーノンクールの演奏はアクセントが強すぎて、歌舞伎で言う「破」がありすぎ、ノリントンはあれほど速いテンポでは美しさを感じる暇がないと言いたい。

ところが、この夜のベザイデンホートの演奏は別だった。

音楽を聞くこと、鶴見俊輔の言葉で言えば、「外部によりかかってしまう」趣味は確かに弱いかもしれない。だが、私にとって音楽を聞く瞬間はどうしても、そのような〈趣味〉とは思えない。いくら才能がなくとも、私にとって生きていることそのものなのだ。

ここ数年の間に、四十年ぶりにオーケストラの友人たちに会う機会があった。大学オーケストラを止めたあとも、友人たちでアンサンブルを楽しみ続けた人もいる。それは私には訪れない喜びであった。私はひたすら演奏会に通うことで楽しみを得てきた。演奏会とレコードは全く違う感動を与える。

私は刑務所に入った経験がまだないが、入ったときにそれが日本の刑務所であれば、好きな音楽は当然聴けないであろう。私は耐えられるだろうか。私は大道寺将司の句集を読みながら考える。スターリンによる抹殺を恐怖したショスタコーヴィッチの心境は、私には音楽という窓を通して伝わってくる。音楽を聴けなくなる、音楽を創作できなくなる、ショスタコーヴィッチの感じた恐怖が私にはほんの少しだが、分るように思えるのだ。

（二〇一四年五月）

補記：大道寺将司は二〇一七年五月二四日、多発性骨髄腫のため東京拘置所で病没した。

3　山への想いと仲間

（1）五〇年ぶりの陣馬山

十一月下旬の平日、仕事の休みを取って、中学のときの山仲間と陣馬山へ出かけた。私を入れて六人。標高八五七ｍ、東京近郊では広く知られたハイキングコース入門コースで、高尾山から西へ向かった奥高尾縦走路の終点に位置する。この山は中学一年の終りの春休みにクラスの友人を誘って登り、近辺の山々へは中学生の時に数回登っていたが、それ以降はこの地域に足を向けてこなかったからおよそ五十年ぶりだった。

待ち合わせの八王子駅に着いてみると、昔からの八王子発のバスは数年前から運行中止と分った。タクシーという手もあったが、昔を懐かしむにはバスが良く、高尾駅まで電車に乗り直し、そこから乗り合いバスに乗った。高尾駅だって昔は「浅川駅」と言っていたのに、「観光だ、人寄せだ」の掛け声でみな失われてゆく。金曜日だったが、バスは満員だった。我々のような老世代ばかりだろうと思いきや、そうでもなく若者も乗っていた。途中で「夕焼け小焼け」のバス停がある。「夕焼け小焼け」の作詞者中村雨紅の故郷であり、もちろん、五十年前には標識もなかった。やがて陣馬高原下に着いた。ここも昔は「上案下」という呼び名だったのに。

バスを降り、前日の雨に濡れた林道を歩き始めると、無性に懐かしさがこみ上げてくる。脇には稜線を水源地とするであろう清水が流れ、日本はつくづく水の豊富な国だと思う。どの山へ行っても、それがたとえ低山であっても、山腹のどこかから冷たい、しかも必ず飲用の出来る水が湧き出している。昔、イタリアから来た友人が山が好きで、日本は平地も山も水が湧き、土地が黒く肥えているのに驚いていた。

稜線に上がり、しばらくすると明王峠。富士の眺めで有名だが、今日は霞んでいる。そして陣馬山の頂上へ着いた。平日だが、方々のベンチに一〇〇人はいるだろう登山客が昼食を広げ、茶屋もあり、中学時代のおぼろげな記憶すら戻って来なかった。

帰りは藤野駅まで歩き、そこから八王子に出て、今回の山には行かなかった一人の仲間を加え、久しぶりの再会と山登りを祝して乾杯した。この仲間では結婚した女性も旧姓で呼びあう。

フルタイムで仕事をしている人はもはや少なく――私はその一人なのだが――、パートであったり、既に仕事から引退している仲間の方が多い。

(2) 中学の山歩き

私は小学校の遠足で村山貯水池や三浦半島の鷹取山を歩いたが、既に歩くことが好きであった。小学校の卒業時にクラスメート三人を誘い、野猿峠へ登った私はもう山が好きになりかけていた。隣に多摩動物公園が開園して間もなくの年であった。四十歳を過ぎて再び野猿峠を訪れたが、もちろん車の往来の激しい舗装道路に化し、感慨を呼び起こすことは叶わなかった。

中学へ入っても山への気持ちは変わらず、クラスメートを誘い、春休みに冒頭に紹介した陣馬山から景信山までの縦走をした。昭和三五（一九六〇）年三月二八日、大学ノートにつけ始めた山日記はこの日、この山からスタートしている。

当時のノートを引き出すと、一〇人ものクラスメートが参加している。朝の七時十五分に東中野駅を出発し、八王子からバスに乗り、上案下のバス停で降りた。そこから和田峠、陣馬山へ登り、すでに開けた山頂だった。景信山を越え、明王峠でゆっくりお弁当を食べ、ここからさらに小仏峠まで稜線を歩き、甲州街道へ下り、相模湖駅まで歩いた。このコースは当時からポピュラーなハイキングコースであり、道は良く踏まれ、迷うところもなかった。だから素人である、私たちも安心して出かけた。

ただ、予想以上に時間がかかり、あるいは時間を気にせずに歩いたと言ってもよいかも知れないが、途中から「遅くなった」旨の電話はした記憶があるのだが、家に帰ると夜の七時半を回り、心配した幾人かのクラスメートの母から、私の家に苦情の電話が届いていた。

「お宅のお子さんが計画したのでしょう。お宅はこんなに遅いのに心配しないんですか」と問い詰められた母は「うちは子どもを信用していますから」と答えたと誇らしげに私に報告してくれた。携帯電話など想像もしない時代だった。

当時は一クラスに五〇人もの生徒が属した時代だが、同じクラスの一〇人もが一緒だったから、思い出せば高い集合率だった。


その後も山は続いた。中学二年のクラスメートの兄に山好きな人がいて、その人の案内で奥多摩の白丸キャンプ場でテントを張った。朝の四時に起きて出かけた奥武蔵の武甲山は、その後の石灰岩切り出しの破壊を知らず、森に囲まれていた。走る馬を見るハイキングであった三里塚牧場の春は空港を予想する余地もなかった。

中学三年の夏休みに北八ヶ岳に二泊の山旅をしたときには、現在は舗装道路の一角と化した麦草峠はまだのんびりした草原に包まれていた。中学生活の終りに、山中湖を見下ろす石割山へ出かけたときには、前日までの雪が積もり、今思えば中学生には少し無茶な山行だった。私だけがキャラバンシューズを履き、友人は運動靴で靴下がびっしょりだった。

私の家の庭に買ったばかりのテントを張り、友人数名と夜を明かした思い出は遠い夕焼けのようだ。家の二階にあった私の洋室で地図を広げては山の計画を議論した。いつも駅前のケーキ屋さんで求めたショートケーキと母が煎れた紅茶が運ばれた。

それほど親しかった山仲間であったのに、中学を卒業すると、それぞれが高校の友人を作り、山を離れた人もいた。

それぞれの家の広さもあったが、母の歓待が私の家に友人を集まりやすくさせていた。母は私の友人を選別せず、いつも丁寧に迎えた。私が持つ母への愛憎は別の機会に書きたいが、母が私の山行を心配はすれど、決して止めなかったこと、早起きをして弁当を持たせてくれたこと、中学と高校の友人がいつまでも私の育った家と母に持つ懐かしみを保ったことに関しては、私は母に感謝を続けた。

年賀状の交換くらいはあったのだが、一〇年前に私の実家に集まり、八〇歳を超えた母を囲んで昔を語りあった。それは私の母への感謝でもあった。

それからまた一〇年が過ぎ、母は更に老い、仲間に声を掛け、今回の山行となった。

互いの家庭の事情には詳しくない。孫が可愛いとの話題は出るが、深入りはない。あくまで昔の懐かしさが共通点だ。

(3) サークル好きの原点と節度

「思想の科学研究会」のいまも続くサークル「集団の会」で伊藤登志夫さんが語っていた「アンガラ会」を思い出す。四十年前のことだ。イルクーツク第一収容所に収容され、生きのびた人たちが、戦後十年を経過して再び集まり、「生きて帰った喜びを語りあうため」毎年集まるようになった、一つのサークルが「アンガラ会」であった。

私が記憶する伊藤さんの熱弁によれば、集まるや否や、収容所の思い出を喋り始め、食事中もその話題、夜が更けても同じ、互いの近況は語らず、別れ時には翌年の再会を約してさーっと別れる、翌年になると全く同じことを繰り返す…… そういうことだった。

ところが、今回、『共同研究　集団』に載る伊藤さんの報告を読み直すと、同じ会の別の人の語りとして「子どもの自慢を言い合いワイフののろけを言い」とあるのでびっくりした。私の記憶はしっかり定着しているのだが、間違って記憶してしまったのかも知れない。

話しが戻り、サークルは人が集まれば出来る。私が中学生の時に友人と山へ行き続けた仲間はサークルであった。

五十年を経過してそのサークル自体が生きのびている、生きのびた事実を嬉しく思う。それは出発点に自発性を持った集まりであり、名簿で集まった「クラス会」とは異なる。大げさに語るならば「志を同じくした仲間」でる。しかし、私たちの集まりも、同じ学校、同じ学年であったから成立したと考えれば、結局は偶然を基礎にしている。そのようにサークルは偶然を基礎に成立していることが多いと私は思う。一人の人がある年にどこかの土地に生まれ、人と出会う、それらが偶然なのだ。

私は高校で「聖書研究会」というサークルに属した。毎朝、授業の始まる前の二十分ほど、司書の好意で開けてもらっていた図書室の一角で、誰もいない静かで朝日が遠くから差す場所で賛美歌を歌い、聖書の短い一節を読み交わし、授業に向かった。クリスチャンホームに育った人、親が無教会派の人もいたが、そのような生い立ちを持った人は私たちの世代ではどちらかと言えば少数であり、私（たち）は知的な関心から聖書を読み始めていた。内心に深い傷を抱えた人もいたが、当時の私には何も想像出来ず、その人の苦悩も分らなかった。卒業して四十年後に初めて、知った事実も多い。高校生の集まりだから意外ではないが、放課後には部室で語りあい、蒸せるような男女交流の場でもあった。

五十年が経過したいまでも時々会合を持つが、およそ右翼的な人はいず、当時教会から離れて聖書を読み合う高校生のグループは〈反体制〉の一つの形であったと思う。だから、後年、鶴見俊輔が「キリスト教、特にプロテスタントはマルクス主義の一派だ」と語ったときに、私には素直に受け入れることが出来た。イエスを革命思想家として捉えようとする運動もあった時代だ。

大学ではオーケストラに属し、その仲間とは数年に一度会う。二年生の時に、ドイツ学術交流会の好意で、オーストリアとドイツに演奏旅行をし、その思い出が余りに強いので、集まると必ずその思い出話になる。互いの家庭については少しは知っていても深入りはしない。それが暗黙の境界線だ。

二五歳で「思想の科学」に入り、ここも私にとってはサークルであった。その中の「集団の会」もまた、いまではすっかり不参加になってしまったが、サークルであった。

山の会も、社会人になってから、東京、釧路、新潟と山の会に入り、現在甲府で入っている山の会を合わせて、四つの会に入った。単独行を好み、あるいは、山の会には入らず、もっぱら山仲間とだけ歩く人もいるから、私はサークル好きな人間であると思う。

中学、高校、大学とクラス会には足が向かなくとも、そこで出会ったサークルの人とは今でも会いたくなる、それが私の人生の楽しみである。

(4) 山と仲間

研修医時代を別にして初めて精神科の常勤医として勤務した、いわき市浜通りの四倉病院時代の四年間は、いまにして振り返ればのどかな日々であった。午後になると開放病棟では看護師が歩ける患者さんを連れて近くを散歩する日課が多かったのだが、私はよくそれにつき合い歩いた。田んぼの縁を通り、近くを流れる夏井川を散歩し、遠くに海岸の松林を眺め、帰りに駄菓子屋によりアイスクリームを一緒に食べるのが楽しみであった。平成と時代が変わった頃で、まだコンビニなど見あたらなかった。流れる時間と周囲の風景を楽しむ余裕のある、のどかな医者生活であった。

あの頃が医者としてもっとも余裕があり、患者さんともゆっくりお喋りをしていた。入院の受け持ちの人が四十人近くいても、週に二日ほど外来を診て、新規の入院はほとんどなく、また入退院も少なかったからだ。患者さんと呼ばれる人との散歩が如何に貴重で良き関係をもたらすものであるかを感じていた。

いまの私は年齢から言えば疾うに働き盛りを過ぎたが、仕事が忙しくなる一方で患者さんとの散歩を楽しめない。摂食障害の患者さんとは突き詰めた話をする必要はあるが、のんびり世間話をする余裕がなくなってしまった。

☆　☆　☆

私が現在所属する、山梨の山の会は全国組織である「日本勤労者山岳連盟」、略して「労山」に所属する。民医連（全日本民主医療機関連合会）や労音（勤労者音楽協議会）と同じく、日本共産党に共鳴する人たちがかなりの力になって誕生した組織ではあるが、指導を受けているわけではない。社会的視野を忘れない山の団体という方が現状に近いだろう。一九六三年に誕生しているので五〇年の歴史がある。（民医連も労音も私の知る範囲であるが、地域などにより、考え方に大きな相違があり、一概に政党との関係を論じることはできない）。

北アルプスの三俣山荘などを運営し、土地利用権などを巡って文部省を相手に譲らず、訴訟を起こしたのが伊藤正一さんだが、彼は労山創立期の一人である。昔から黒部の山と谷を生活の場としていた山男の闊達さを描いた、彼の『黒部の山賊』は私の愛読書であった。

右翼はもちろん、左翼を自認する人の中で、日本共産党をひどく嫌う人がいるが、私は嫌いになれない。吉本隆明に対して消えなかった違和感は彼の持つ、この政党への侮蔑だった。私はこの党から直接の被害を受けた経験がないためかも知れず、医療人として民医連の誠実さに世話になり、敬愛する知人を持っているためかも知れない。個人的には実に穏やか、ユーモアの豊富な党員にも沢山会ってきた。ただ、もっとも大きな違和感、難点は、「自分が正しい」との主張を、すくなくとも公式には変えない点であろうか。公にされる『日本共産党史』においても自らの弱点・欠点を容認しない点が弱点であると私は思う。

さて、この「労山」が二年前に「個人会員」を認める決定を行った。私は議論の詳細を知る立場ではまったくないのだが、とにかく激しい議論の末の結論であった。一つの理由は労山の地方組織である、各地の「……山岳会」「……山の会」に入ってくる人が少なくなり、一つの地域山岳会を通すことなく個人による直接の「全国労山」への加盟を認め、会員数を増やそうという目的であった。つまり、各地の山の会の集合体であった「労山」運動の大きな転換点であった。

私は全国の集会に出て意見を言う程の情熱も持ち合わせていなかったので、ここで意見を言うのは若干卑怯なのだが、個人会員を認めた全国組織にがっかりした。「労山」のかつての月刊誌が『山と仲間』であった。昭和四〇年代は書店にも並んでいた。廃刊になって久しいが、他の山雑誌と異なり、登山と自然保護などを早くから取り上げていた。かつての雑誌『山と仲間』の題名は机上の空論ではなかったはずだ。

山へ行くことと仲間は切り離せない。私は山の単独行も好きだが、仲間との山行も好きだ。一人では危険な山のときだけ仲間と行くのではない。仲間との山行そのものが楽しいからだ。単独行も好き、仲間と出かけるのも好き、要するに一つには徹底できない私の性格でもあるのだが。

山を愛する人は自分の好きなことだけをして楽しんでいる、自己愛が強いという説があるが、私の感覚は異なる。山登りは常に自己の体力、判断力が試される。たとえ先輩やガイドがいたとしても最終的には自分の力を過信すれば遭難につながる。その意味で自己を冷静に見つめる知力が必要とされる。もちろん、山仲間と行けば、そこはそこで対人関係が生じ、長い山行となれば諍いもあって当然なのだが、そこでも再び問われるのは自己の力なのだ。

私は山へ行っているときは、むしろ日頃の仕事などにおける煩わしい対人関係から離れ、自分を見つめ直す機会だと感じる。

（5）アルコールと行軍

現在、山梨で仕事をする病院にはアルコール専門病棟があり、月に一回、「行軍」がある。病院から歩き始め、郊外の神社、公園を目指して二、三時間を歩き、目的地で昼食を取り、帰ってくる。

五十年前、なだいなだたちが神奈川県の海の見える久里浜病院で本格的なアルコール依存症の治療に取り組んだとき、そのプログラムの一つとして「行軍」を考えた。長年のアルコールによって低下した体力を実際に感じてもらい、かつ共に歩くことによって仲間意識の醸成にも役立つだろうとの予測があった。軍隊出身者がまだ多い時代であり、なだいなだ自身も陸軍幼年学校の出身であったから、「行軍」と名付けた。久里浜病院は目の前が相模湾の海原であり、景色の良い散歩コースに恵まれていたから、患者さんの評判も良かった。

現在の日本でアルコール専門病棟は二十を越える数が残っているが、理論的背景を誇る「認知行動療法」などが盛んであり、「仲間意識」を培うハイキングなどは下火になってきた。況んや「行軍」の名称を残している病院はほとんどない。だから、私の病院は例外である。

一九九〇年代にソ連、東ヨーロッパの国で次々に「社会主義」が墜落していったとき、なだいなだは「社会主義のリサイクル」を唱えた。「古いもの」として社会主義を捨て去ってゆく日本の市民への呼びかけであり、私は流行に決して乗らない、その姿勢に感動した。

そして、「行軍」についても同様の感想を持つ。若き日の――といっても三十代だったのだが――なだいなだが、従来の因習に囚われず、仲間とともに彼らなりの理想を探しながらアルコール医療に取り組んだ日々の記憶を捨て去りたくはない、せめて「行軍」の形でいましばらくは残そうではないか、そんな風に私は考えるのである。

甲府の病院で、私はつい数年前まで職員と山へ出かけていたが、そんな折りに患者さんを誘ったことがある。一人の人は統合失調症で当時はアルバイトをして元気だったのだが、ここ数年は精神の調子を崩し、入退院を繰り返し、とても山へは誘えない。もう一人、統合失調症の近縁疾患で、かつアルコール依存症でもある男性がいて、彼とも一回だけ山へ行った。しかし、最近は彼の酒が過ぎて一緒に山へは行けずにいる。

アルコール依存症で回復し、山歩きを楽しんでいる人にはたまにあう。しかし、統合失調症の人で山を定期的に歩いている人にはまだ出会っていない。私が通過した山のサークルでもいなかった。いつか会えるだろうか、そんな思案をしながら、私は山を歩き続けている。

（二〇一四年十二月）

4　山々と故郷

甲府に住み始めて一六年がたった。ずいぶん地元の山を登った。五年前に「山梨山の会」に入ってからは沢登りが中心を占めるようになったが、以前は職場の仲間と方々を歩いた。かつて東京に住んでいた頃に登った山へ再訪する機会もある。だが、同時に東京の風景が無性に懐かしくなり、今年（二〇一三年）の一月から、東京武蔵野近辺の散策を始めた。出張や音楽会で東京へ行くときに、前後の時間を見つけて半日ほどを歩く。

いままでに百草園から七尾丘陵、国立の谷保天満宮近辺、多摩ニュータウン近くの柚木、東村山の八国山、東久留米の湧水地帯などを歩いた。いつも一人である。一緒に歩くのは、東京に住んでいた頃に買い求めた『武蔵野ときめきウォーク』（のんぶる舎）多摩北部編、多摩南部編、多摩西武編の三冊で、一九九二年から九三年にかけて出版され、地味で丁寧なガイドブックだが、再版もなく、とっくに絶版だ。

歩いた殆どは初めての道であるのに、懐かしさが襲ってくる。それは人間の感情がいかに狭い意味の事実ではなく、事実に寄せた感情に支配されているかを教えてくれる。現在のように東京を長く離れ住んだのは初めてであり、そうすると私は東京とそれを西側から包む武蔵野を故郷なのだと感じるようになった。歩いたことのない場所であっても、その名前を昔から知り、周辺を知っているだけで懐かしさがやって来る。東京生まれの東京育ちには〈故郷の景色〉は無縁であり、地方出身の友人を羨ましく思い続けてきたが、それはやや見方が浅かったかなと思うようになった。同じ東京でも下町育ちには独自の故郷感覚があるだろうが、私のような山の手育ちは根無し草にならざるを得ないと思ってきた。だが、東京もまた〈故郷〉なのだ。

私は東京の東中野生まれで、国鉄で新宿まで二駅であった。住宅街であったから周囲に田んぼも畑もなかった。野うさぎを追った記憶も小鮒を釣った経験もない。庭に来る蝉をもてあそんだ位である。同じ東京でも、少し西に行けば、武蔵野の田園風景は残っていた。私の通った高校は西荻窪にあり、そこでの友人は三鷹方面からも通学していたから、武蔵野の林を経験していた。

小学校の遠足は村山貯水池であったり、開園してまもない多摩動物公園であった。小学校六年が終った春、級友を誘い、野猿峠を歩いた。既に山が好きであった。中学に入ると、奥多摩や奥武蔵、箱根の山々を歩き、五日市近くの養沢で飯盒炊さんを楽しみ、いまは消えた三里塚牧場でハイキングをした。平林寺はその後の雑踏を知る前のひっそりした寺であった。

中学三年の担任は右翼教師であったが、山登りが好きで、彼の音頭で「山岳同志会」を作った。ところが、丹沢の勘七の沢へ行こうとしたら、学校からストップがかかり、教師もやる気をなくしてしまった。

中学時代の山友だちは五〇年を経て、なお親友である。

☆　☆　☆

人の故郷の感覚はどのようにして形成されるのだろう。住んだ年齢、場所にまつわる感情の記憶は深く固定されるのだろうか。若いときの経験が絶対なのだろうか。

私の生家は自然に囲まれてはいなかったが、一〇代に自らが歩いた体験が感情に刻まれたのだろう。しかし、思春期は疾うに過ぎた二八歳から三三歳までを過ごした釧路で、私は沢山の友人を持ち、そこを再訪すると街の景色に懐かしさが滲む。〈第二の故郷〉と思える。釧路出身であり、道東を舞台にする小説を書き続ける桜木紫乃を読むと、激しい臨場感が襲う。

月島にある「第一生命ホール」で弦楽四重奏を聴いた後、月島の運河地帯を散歩したときにも故郷の感覚があった。四方田犬彦の『月島物語』を読んでいたためもあるだろう。私に決定的な影響を与えてくれた上野博正が浅草生まれなので、下町を歩いても懐かしさがやって来る。それらの元になる記憶は成人に達してからである。

甲府に住む違和感は緑の少なさだろうか。山の街かと思うととんでもない。戦争で焼けてしまったのだろうか。周囲に山は見えるが、街中の緑は東京に較べると極端に乏しい。釧路の近郊には戦前には巨大な林があったが、戦争中の物資供出で大半の林が材木として切り出されたと聞いた。武蔵野を歩く気持ちのよさはこれだけ宅地開発が進んだにもかかわらず、所々に大きな公園、雑木林が残っていることである。それが故郷の感覚に影響を与えているのだろうか。

森英雄さんは二〇代で山梨県にやってきた。彼が穴山近くの山へ日参するとき、故郷の山を味わえているのではないかと想像する。それが羨ましい。中野好夫の座右の銘は「誰も私を羨まない。私は誰も羨まない」であったが、私はつい人を羨んでしまう。

私は五〇歳で甲府に移り住んだから、山梨の山を歩いてもそこを「故郷の山」と感じることが難しいのだろうか。迫ってくる感情が湧かないのだろうか。私が山梨を離れれば、ここを故郷の山と思う感覚がやって来るのだろうか。それをいつも考えている。

もしかすると、森さんにとって日本中の山、あるいは世界の山が故郷の感覚なのだろうか。

そして体力のあるうちにもう一度歩きたい山を考える。テントを背負い、独りで歩いたペテカリ、釧路の友人と登ったカムイエクウチカウシ。冬の遠音別岳。

（二〇一三年秋）

5 「ザ・ニュースペーパー」と天皇一家――天皇制の恐怖

(1) 政治家風刺と天皇風刺

「ザ・ニュースペーパー」という政治コントを得意とするグループをご存知だろうか。最近はテレビにも出演しているらしいが、私は出くわさずにきた。

その「ザ・ニュースペーパー」が、この二月にようやく甲府にやってきた。九人の男性だけからなるグループである。

丁度、中川昭一がローマの酒酔い会見で話題を振りまいた直後だったので、まずはその場面から。呂律のまわらなさが巧みで大いに笑えた。中川昭一の父・一郎もおそらくアルコール依存症であったが、息子も同じ病いを引き継いでいるらしい。日頃からアルコール依存症の治療に携わっている私は「病気と知れば回復するのになあ。そして人生も人柄も激変するかも知れないのになあ」と考えてしまった。

小泉純一郎の真似も抜群だった。笑顔とやや厳しい表情を交代させながら、内容のない、空疎なおしゃべりで大衆を騙す手口をよく捉えていた。

笑いの的になるのは自民党だけではなく、民主党の幹部が揃い、政見などなく、政権を採りたい一心での寄せ集め集団である実態をきちんと見せていた。

もう、公演が終りに近づいたかなと思った頃、急に音楽が静かになり、場内アナウンス（役者の声）でどうやらこれから天皇一家が俎上に載るらしいことが伝わってくる。

そして本当に天皇・明仁の役者が登場した。白髪で髪の波打ち方がよく似ている。ゆっくり噛んで含めるような言い方もそっくりだ。役者たちは互いに「天皇」とも「明仁」とも呼びあわないが、天皇一家のことだと否応なしに分る台詞となっている。美智子さんも老いた姿で登場し、浩宮・雅子さん（公演では「がこさん」と呼ばせていた）、秋篠宮夫婦、礼宮・清子さんと一家が勢揃いし、台詞を語り、秋篠宮は公然と浩宮を批判する。浩宮も反論する。清子さんは甘えた仕草で舞台で飛び跳ねる。個性豊かだ。

さて、会場だ。天皇（の役者）が登場した瞬間に会場全体が緊張した、わたしはそう感じた。台詞をしゃべり出すとさらに緊張し、「どこまでやるのか」と心配を始めた。会場に公安刑事はいないか、このグループの安全は保障されるのか。次々に考え、凡百の政治家風刺のようには集中できず、笑えもしない自分がいた。凍った笑いとはこんなときをいうのだろう。笑うよりも、彼らがこれからも天皇風刺を続けられるかがすっかり気になってしまった。

隣に坐った私の家族も同じ感覚を持ったそうだから、おそらく会場で多少なりとも政治や天皇制に関心を持つ人は似た心配を共有したと思う。私は自分が経験したことのない戦前に戻ったような気分に襲われた。戦前の演説会で体制批判を語るときにはこのような緊張感があるのだろうかと考えたのだ。ところが今は戦後六十年だ。

彼らは最後に「今日のことは絶対に口外しないでください」といい、会場の静かな笑いを誘った。だが、その台詞が冗談とだけは言えず、幾分かの真実が含まれているような気がした。

(2) 皇族の個性・肉声を

ソクーロフの映画『太陽』(二〇〇六年)は昭和天皇を俳優が演じるという、日本人がなかなか考えつかなかったアイディアでびっくりさせた。右翼が騒がなかったのにも驚いた。天皇の仕草、日常を役者が描く。それは天皇制へのすぐれた切り口であった。ただ、そこでは昭和天皇は一応歴史上の過去の人であった。また、笑いを誘う場面はあったものの、実像に迫ろうとの真面目さが基調ではあった。

「ザ・ニュースペーパー」公演では、現在の天皇一家が風刺の対象として、役者の声をもって現れた。その衝撃は大きかった。

私の記憶する昭和三〇年前後はまだ、天皇の言動を揶揄する人々の力がより健在であった気がする。マイクロフォンが皇族の肉声を拾う機会も現在よりはあった。

ところが、現在の天皇が将棋の米長邦雄の発言をはっきりと批判したあたり、あるいは浩宮が公然と宮内庁への不満を口にしたあたりから、天皇・皇族の肉声はマスメディアから聞かれなくなってしまった。記者会見すらなくなった。

昭和天皇は強い意志を持った戦争犯罪者であった。卑怯なところがあったと思う。現在の明仁天皇は一部の自民党、および民主党よりはるかに民主主義を理解する人だと思う。政党を作ればよいと思うくらいだ。現在の皇族には選挙権も被選挙権もないが、政党を作る資格があるとよい。

ヴィオラと山を愛する浩宮に私は好感を持っている。市民一人ひとりが天皇制の中にいる人たちについて「あの人はいやだ。あの人のここがいい」という具合に感想を述べ合う社会の方がよいと私は考える。誤解を恐れずにいえば、個々人への「共感」は天皇制を論ずるときにも必要だ。美智子さんの卓越した和歌の出来映えも評価しなければ、天皇制には届かない。

個人の素顔を考えれば制度が消えるのではないが、制度を虫食いに近くすることは出来るのではないか。皇族の素顔が見えることはいつか来るかも知れない天皇制の廃止を穏やかなものにすると思う。

深沢七郎の『風流夢譚』を私は好まない。出版当時、私は中学生であったが、つまらないと思った。あそこで天皇たちは個性を持つ人間として描かれていない。天皇家の人々も生きる人間であるとの視座を欠くため、風刺としても、小説としても弱い。

スピルバーグの『ミュンヘン』(二〇〇五年)において、イスラエル側の殺人集団が一人ひとり葛藤を持った集団として描かれるのに対し、パレスチナ側が無個性な人の集まりとして描かれるがゆえに、偏見をもった作品だと批判した四方田犬彦に私は共感する。だから、私は『風流夢譚』が現れたときにまったく共感できなかったし、五十年近くが経過した現在もそうである。

もう一度、「ザ、ニュースペーパー」に戻る。ここで、浩宮も秋篠宮も肉声であった。おそらく、映画では右翼のまえに自民党と民主党の右派が騒ぐであろう。テレビでもこの場面はかなりやりにくいであろう。一回限りの舞台であるから、出来ただろう。だが、わたしはこのコント集団の勇気に感動した。そして、我がうちにある、天皇制への恐れを知った。

与えられた特集の題は「オバマを考える」だったのだが、いつしか日本の政治で一杯になった。

(二〇〇九年四月)

第9章
悼詞

1　追悼・なだいなだ　平易さの奥に

(1) 深く平易であったがゆえに論じられなかった人

なだいなだは今年(二〇一三年)六月六日に亡くなった。八三歳。自身も公表していた膵臓癌で、この春先に判明したと考えるとあっと言う間にあの世に旅立たれてしまった。悔しいとしかいいようがないが、ご本人は冷静であったかも知れない。「常識哲学」について、是非とも一冊を書き上げたいと語られていたが、それは叶わなかった。

なだいなだは若くして有名になりながらも、決して権威に溺れず、独自の思考を続け、類いな稀な思考の柔軟性を持ち、ユーモアを忘れず、臨床精神科医としても多くの患者のよき理解者であった。彼の思考に救われた不登校の親子も数え切れないほどであろう。多くの意味で稀有な人であった。だが、奇妙なほどに論じられる機会の極端に少なかった精神科医であり、作家であった。医学界からも思想界からも「なだいなだ論」は現れなかった。

いくつかの理由があるだろうが、彼は物ごとを自分の言葉で、かつあまりに平易に深く語ってしまったためだろうと私は考える。平易さと深さが両立する。この両立こそがなだいなだの立場を独自にしてきた。研究者が論じる相手としては平易すぎ、といってその深い思想を別の言葉で言い換える作業は他人には難しい仕事であったからだと思う。

深いことをできるだけやさしい言葉で書く。それが彼の信条であった。難しい言葉を並べている書物は、やさしく書けるほどに自らの書く内容を理解していないからだ。

「マルクスが難解だったから、われこそは正しいマルクスの解説者だという人が何人も現れてきたのでした。マルクスが難解だったのは、マルクスにもよく分からないことがあったからです」（『信じることと、疑うこと』径書房、一九八五年）

こういうことを言い切ってしまう作家はまずいなかったのではないか。なだいなだの解説が書きにくい、書けない理由は彼の思想をより難しい言葉で解説しようとする「解説者」の存在を不要としているからだ。

なだいなだの本には「巻末の参考文献」なるものは一切ない。参考文献にあたるのではなく、いま、目の前に置かれた一冊の考察から学んで欲しいという願いであった。

一つの思想の重大さは紙の上で論じられるべきではなく、その思想を学んだ人が何を出来るかによって測定すべきだというのが、既に三〇代からの彼の主張であり、この意味で、田中王道、鶴見俊輔に並ぶ、日本では稀有なプラグマチストであった。

なだいなだが書いた唯一の伝記は『ＴＮ君の伝記』（福音館書店、一九七六年）である。名前を出すと、名前に惹かれ、そのひとが何を考えたか、何を行動したかが忘れられてしまう恐れがあるとして、主人公である、中江兆民の名前を敢えて隠した。

つねに大勢に流されず、明治憲法が出来、多くの友人が「これで革命が終わった」と叫んだとき、兆民は「革命に終わりなどない。これからが革命なんだ」とひとりで沈んだ。その姿勢になだいなだは深く共鳴して伝記を書いた。

（2）葛藤をほぐすアルコール医療

なだいなだは医師となってフランスへ留学し、ガリシア・ロルカの詩に感激し、詩を書き始める。帰国して、同人誌に加入、まもなくしてまとめた『詩集スケルツォ』（一九六八年）は華やいだアフォリズムに溢れている。だが、詩はすぐに諦め、小説に向かう。

『しおれし花飾りのごとく』（一九七二年）は若き日の精神科医局の医師、看護師、患者を交えた、瑞々しい青春群像を描く。少し醒めた作者は存在するものの、熱い。だが、こんな風に無頼の徒に混じり合っていたなだいなだは早くに消えてしまう。私小説エッセイとでもいうべき『娘の学校』（一九七三年）ではやくも、おだやかな父に変身していた。子どもを背負う彼自身の写真が添えられていた。なだいなだがこの世から消え、私がむしろ懐かしく思い起こすのは、かれの青春小説なのだが。

彼の青春はその八三年の人生から見ると短かった。だが、よく燃焼した青春は短いのだろう。

☆　☆　☆

なだいなだは国立療養所久里浜病院（現在の久里浜医療センター）に赴任し、改革に着手する。閉鎖病棟に長期間閉じ込め、金銭の自由もなかった病棟を開放し、アルコール医療の開放病棟方式、金銭管理も本人に任せるなど、患者の自主性を最大限に重んずる「久里浜方式」の発案者のひとりとして知られる。

久里浜で出会ったアルコール依存症の人々との出会いを大切にし、暴力的なおじさんがすっかり心入れ替える姿を見て、なだいなだは自らの方法が誤ってはいなかったことを知る。

だが、このような視点はかれが久里浜へ赴任してから急に思いついたことではない。精神科医になって間もなく、東京・江古田の精神科病院で五年あまりの仕事をしているが、すでに患者の解放を試み、病院で話題になっていた。押されてではあるが、組合の委員長も務めた。決して「優しい」だけの人間ではなかったのだ。

「この病院生活のあいだに、実にさまざまな人物に出会った。ぼくは患者たちを患者と見なかった。なおしてやらなければならない、可哀想な不幸な病人と見なかった。おもしろいことをやったり、いったりする人間と見た。そして、医者とか看護婦とか、患者とかを区別せず、その病院で出会った人間を書くに足るだけのものを持っているかいないか、の尺度だけではかった。……いかに健全であり正常であろうとも、書くに足るところのない人間は、つまらない人間であった」（『なだいなだ全集第七巻』「著者自身による解説」）

すでにこれだけの哲学を持っていた。つまらない人間をあまり相手にしたくないという自負心も出ているが、彼は結果として終生、このつまらない人間を説得するべく書き続けるとは予想していなかっただろう。

なだいなだは統合失調症の人に対しても人間としての観察をしていた。ただ、それが一夕一朝にしてなしえたものではないことは、彼自身の告白から分る。

彼が再三引用する話だが、「自分は天皇である」と信ずる統合失調症の人と出会う。天皇であるのに皇居に帰ろうともしない。まだ、敗戦の記憶が人々の胸に残っていた頃の話だ。なだいなだは一つのからかいの誘惑に負け、病院のゴミをかたずける仕事を依頼する。天皇であれば断るに違いないと踏んでの言葉であった。ところがその人は喜んで掃除をした。

「天皇なのに、どうして掃除をするのですか」

「私は戦争で多くの人を犠牲にした。だから、私は皇居に身代わりの人をおき、私はそこを出てきた。身代わりをおかなければ国が混乱する」

この言葉に感動したなだいなだはそれを忘れずに生きる。陸軍幼年学校を卒業していた彼には痛い記憶となっただろう。

久里浜病院では、日本断酒連盟を創設したばかりの松村春繁との幸福な出会いもあった。二〇歳以上も歳上であった、松村と意気投合できたのはなだいなだの成熟を示している。松村が戦前からの労働運動家でなかったならば、互いの幸運な出会いは違ったものになっていただろうというのが、私の推測である。

☆　☆　☆

なだいなだはアルコール依存症を「葛藤の病い」と考えた。自らの酒が相当まずい事態に及んでいることは何となく分る、しかし、まだよいのではないか。もう少し飲んでいたい。もう少し経ってから断酒を考えてもよいのではないか。

そのようにして患者は迷う。その迷いを貴重なものを考えた。葛藤の末に酒をやめたい気持ちが五五％になればよく、決して一〇〇％である必要はない、求める必要もない。迷いつつ、葛藤を抱えつつ、あるいは葛藤を持ちこたえつつ、人間は生きてゆけばよいのだとなだいなだは考えるようになっていた。

葛藤はいわゆる神経症圏の人々の課題と思われてはならない。統合失調症の人の葛藤は見えにくいだけかも知れない。深い葛藤の果ての妄想だけを私たちは観察しているのかも知れない。なだいなだはそのようにして自らの思考を試していった。だからこそ、天皇妄想を持つ人の意外な発言に心打たれたのだ。

葛藤を抱える生き方は、アルコール依存症を離れて、なだいなだが多くの相談を受けた、不登校、いじめなどの社会問題にも充分に応用できた。

(3) 常識哲学

なだいなだが唱え、人々に理解を求めた「常識哲学」とは、世間に流布する常識を信ずることではない。むしろ、その正反対である。


〈戦後の日本で少年犯罪が増え続けている〉

〈死刑制度は殺人者を減らすのに効果がある〉

〈スポーツは人格を高める〉

〈アルコール依存症者は閉鎖病棟に閉じ込めておくしかない。統合失調症の妄想は薬で静かにさせておくしかない〉

〈医者は病気を治すべきである。治すから金銭を受け取る〉

〈難しい言葉で語られた思想に価値がある〉

そういう「偏見」に対してこそ、なだいなだは生涯をかけて闘った。むしろ生涯を通して闘士であった。死刑制度についても『死刑の文化を問いなおす』(インパクト出版会、一九九四年)で「重罰化で犯罪は防げない」と所信を述べている。

なだいなだがパリで朗読を聞き、自らのペンネームをスペイン語にしようとまで決意させた詩人、ガルシア・ロルカはファシスト政権に処刑された抵抗の詩人であった。

その詩との出会いは、松村春繁との出会いと同じく、偶然ではないと私は思う。

☆　☆　☆

なだいなだの勤務した久里浜病院は、現在も日本のアルコール治療の中核である。しかし、そこに入院する際に交わされる契約書をみると、こんな項目が書かれている。

1. 私は自分にはお酒の問題があること、そしてそれを解決するために「断酒」が必要であることを認め、今回の入院の目的が自分のお酒の問題を解決するためだと理解します。
2. 私は治療目標である断酒に努力し、主治医が決めた入院期間を守ります。
3. 私は入院中、主治医が決めた薬だけを、決められた方法で決められた通りに飲みます。院外からの薬物の持ち込みはいたしません。違法・乱用薬物の入手や売買に関する行為、発言をしません。

4．私は主治医と病棟スタッフの指示に従い、日課はすべて積極的に参加します。また、私は病棟の規則は守ります。他の患者さんとの金品の貸し借りや貴重品の病棟への道込みは致しません。

契約条項はまだ続く。久里浜医療センターには熱心なスタッフが多く、現実の適用はずっと柔軟ではあると思うが、なだいなだがアルコール医療に取り組みつつ、人生に於ける葛藤が決して無駄なのではない、むしろ成長の糧にしようと考えた態度をこの〈契約〉から読み取るのはやや難しい。人は迷いながら酒をやめてゆく。ときに規則違反をしながら病棟生活を卒業する。

人間の葛藤を排除する姿勢を前面に押し出せば、なだいなだのエッセイに登場してきた魅力あるアル中＝人間は居所を失うのではないだろうか。

なだいなだの「基本衝動」は「まわりの人間が右に行けば左に行き、左に行けば右に行く」であった。決して反社会的な行動を目指すのではなく、逆にそれこそが「人々との連帯意識」であった。

（4）不幸との距離

最後にわたしがなだいなだに感じ続けて来た一つの距離について語りたい。

それは不幸との距離だ。六年前だが、なだいなだは摂食障害の自助グループ「ＮＡＢＡ」の講演に呼ばれ、私は会場で聴いていた。

会場からは病気になり、いやそれ以前から冷たい家族と摂食障害の関係を問う質問が続いた。なだいなだはあまり関心がないようで、アルコール依存症での経験を語り続けた。

アルコール依存症において、本人が回復すると、家族全体が嘘のように幸福感に満たされる。その光景をなだいなだはたくさん記憶し、生涯の宝としていた。なだいなだも持った、幸福観はアルコール医療を源泉の一つにしていたように思う。

ここで摂食障害の家族論を述べる余裕はないが、少なくともアルコールの家庭ほどには劇的な変化は訪れないことが多いだろう。

なだいなだの実人生も幸福であった。楽天的であったから幸福な人生を歩んだのか、幸福な人生を歩めたから、幸福な人生観を持ち続け得たのかは分らない。ただ、どうしようもない奈落は得手ではなかったように思う。

なだいなだの教えは日本のアルコール症者とその家族、医療関係者に大きな影響を与えた。

それは実に幸いであった。日本の統合失調症の人とその家族はなだいなだにどのような影響を受けただろうか。それが私の考えたい問題である。

なだいなだは意識のなくなる瞬間まで神を信じていなかったと私は信ずる。『神、この人間的なるもの　宗教をめぐる精神科医の対話』（岩波新書、二〇〇二年）は人が信仰を持つようになる過程を奥深く描いた問題作のはずだったが、宗教界からはまったく問題にされなかった。それはある意味で急所を突きすぎ、反論が困難であったからだと私は思う。

キリスト、ムハンマド、ブッダの教えを退歩させ、彼らを神格化させたのは、弟子たちの持った「弟子意識」であると述べている。

「いつまでも弟子でいるのはらくちんだ。自分の意見を出して叩かれるのはしんどい。《だって師匠はそういった》と師匠の蔭に隠れていれば、自分はあらゆる責任を免れられるからな。」「いつまでも弟子意識を持ち続けるのは、個人崇拝の始まりだよ」

このエッセイを書くきっかけは、私がある小雑誌に「なだいなだの教え」と題する文章を書き、それがなだいなだが読んでくれ、彼が対談し、執筆中であった『常識哲学』へのコメントを私に期待したのが縁であった。

しかし、彼は膵癌を発病して数か月でこの世を去ってしまい、私の文書は追悼となってしまった。彼は若い精神科医で彼の思想を理解する人を求めていた。私は敗戦後すぐの生まれだから、もう若くはないのだが、彼の思想を辿り続けたい。感謝はしても弟子意識は持たずにだ。

（二〇一三年七月）

2　なだいなだが棄てなかったもの

なだいなだが亡くなった。無念だ。六月六日、誕生日を二日後に控えた八三歳の死であった。私は『活字以前』の前号に「なだいなだの教え」を書き、そこにもしるしたように、なだいなだは思想家としても精神科医としても稀有の人であるのに、私の見る限り「なだいなだ論」は皆無に近いので、印刷された一冊を鎌倉の自宅に送った。すぐにメールで返事が来た。丁寧に読んでくれて嬉しいと。

だが、同時にかなり進行した膵臓癌が発見され、闘病中であることを知った。上野博正と同じ病気である事実は私を暗澹とさせた。

この夏、私は四十年来の親友を胃がんで亡くし、札幌で行われた偲ぶ会に出席した。「スキルス」といい、とりわけ悪性度の高い胃がんであった。

彼女は国連職員としてヨーロッパ、アフリカで活躍していたが、巨大組織が嫌になり、三年前に帰国、ノルウェー人の夫と故郷の札幌に住んでいた。会のあと、私にとっても懐かしい北大校内の大木繁る並木を一人で歩きながら、私はいつまで生きるのだろうと考えていた。その人を訪ねてノルウェーを訪ねた日々があった。

☆　☆　☆

メールの後半には、私がなだいなだの実人生がかなり幸福であったろう事実に触れ、いくらか羨ましげに書いたことに対し、「私の人生は確かに幸福でした」とあった。どこか他でも彼が書いているかも知れないが、精神科医人生で受け持った人の中で三人の自殺者を経験し、いまだに辛いと書いてあった。洒脱な文章を書きはするが、内実は実に誠実な人であった。

そして、しばらくしてまたメールが来て、なだいなだがある精神科医と行った対談のコメンテーターを探しているが、私に引き受けてもらえないかとあった。私は喜んで返事をした。その後、自身の病気の進行が予想を超えて早く、体調が急速に衰えている事態も教えてくれた。六月四日のメールには「階段を登るのにも息切れがしてしんどい」とあった。

どのような看護体制が敷かれているのか、家族はどこにいるのだろうかと私は不安に思ったが、フランスにいるであろう子どもたちが駆けつけているのかは聞けなかった。

☆　☆　☆

六月九日、日曜日の夕方だった。高校からの友人と、フィリップ・ヘレヴェッヘ指揮・シャンゼリゼ管弦楽団の、モーツァルト、交響曲四一番とレクイエムを聴いた。ＣＤで聴いていたが、初めて来日した、このアンサンブルの素晴らしさに殆ど涙が出た。だが、その後の夕食で、彼女からなだいなだが亡くなったことを聞いた。ネットで流れたという話だった。

一〇日の朝は新聞休刊日だった。夕刻、東京へ出かけると買うことにしている東京新聞を求めると、夕刊の一面になだいなだの死を悼む記事が載っていた。他の新聞とはずいぶん違っていた。

その夜は、同じ演奏家の殆ど同じプログラムを娘と聞いていた。二晩続けてモーツァルトのレクイエムを聴いた。二日目はなだいなだの死を知りながら聴いた。

なだいなだは音楽を論じることがなかったが、若き日の小説には皮肉屋のパリの音楽評論家が登場する。

なだいなだは徹底して神の不在に拘った。だから、死の直前に受洗した吉田茂を批判的に描いた小説がある。いかなる理由があろうと神への信仰に傾く人に対する違和感を保ち続けた。ここが、同じ吉田茂を視るにも鶴見俊輔とは違う評価があった。

友人であった、同じ精神科医・小説家の加賀乙彦の信仰に対しても疑問は棄てなかったと私は考える。

『ちくま』の連載もこの七月号で終ってしまい、楽しみがなくなった。そして、最終号で橋下徹に、悪役に徹すればよかったのだと、なかば激励のような一文を寄せている。

橋下徹を賞賛したり、蔑んだり、自らの視点が定まらないマスメディアのなかで、大勢に流されないなだいなだの真骨頂は死ぬまで健在であったと知り、そこを学び続けたい。


（二〇一三年七月）

3　鶴見俊輔への感謝

鶴見俊輔さんが亡くなった。この一一月二〇日から二一日にかけて、上原隆さんの呼びかけで、三浦半島の先端・城ヶ島の宿で一晩、鶴見さんを語る夕べを持った。二〇〇四年から二〇一〇年まで、今から省みると一一年前から五年前までになるが、上原さんが思想の科学研究会の事務局長だったとき、私は同時期に研究会の会長を務めていた。いま思い返しても気の合うコンビで充実した年月だった。市原正恵さんが静岡から顔を出してくれるのも嬉しかった。

上原さんと私の記憶がすれ違っているかも知れないのだが、彼は鶴見さんが亡くなったときを事務局長としてかなり案じていた。私はさほどではなかった。そして、鶴見さんが大げさな偲ぶ会を嫌っていることは周知の事実だったから、亡くなったときには気の合う仲間で一晩語り明かそうと私は答えていた。それを覚えていた高橋幸代さん（事務局員を務めて頂いていた）が上原さんに声を掛け、上原さんが動き、今回の一晩が実現した。

思想の科学研究会のメンバーもいたが、上原さんの親友も参加、かつての鶴見さんの表現を改変して語れば、〈開かれた、クローズドミーティング〉となるだろうか。

メインは滋賀県から来て下さった高橋幸子さんの報告だった。私の理解は上に述べたように〈クローズドミーティング〉であるから、内容はここでは書かない。ただ、私の感じたこと、ずっと考えてきたことを書き留めたい。

鶴見さんへの追悼文は新聞などにも沢山出た。生前より、有名になった位だと私は思い、複雑な気分であった。追悼文は小さな雑誌にも沢山出たらしい。私は少なくしか読めていないが、多分、誉め言葉で一杯な気がする。ひねくれ者の私はすこし違ったことを書いてみたい。

それは鶴見さんが関心を持たなかった事柄についてである。一つ目はこの連載の八回目（『活字以前』四七号）に「鶴見俊輔の教え」を書いたときに、鶴見さんが悪人を自認する果てに（?）、冤罪への関心が乏しくなっていないだろうかと書いた。その意見はいまも変わらない。

二つ目は連載の十二回目（『活字以前』五三号）で、人間の弱さと趣味を論じたとき、鶴見さんが趣味を持たなかった人であると書いた。鶴見さんが大切にした富士正晴の絵画は、鶴見さんの判定では間違っても、富士正晴の「趣味」ではなかっただろう。敢えて断定的に言えば、鶴見さんは人間の〈趣味〉に関心を持たなかった。〈趣味〉はどこか、精神的な弱さの反映と見えたのではないだろうか。鶴見さん自身は精神的に強靱な人だった。但し、私の思い違いの一つは九三歳まで生きるほど肉体的にも強靱であったことだ。私が出会ったときには想像しなかった。

三つ目に入る。『絵葉書の余白に』（単行本としては一九八四年）は鶴見さんには珍しい〈旅日記〉である。他の著作と同じように初めは英語で題名が浮かび、それを日本語に訳し直してこの題名になったと私は思う。旅の記録ではあるが、ここでも鶴見さんは徹底して文化と人間の間を論ずる態度に変わりはない。自然の描写もあるが、人間世界の記憶と歴史で、鶴見さんの脳は恐ろしいほど埋めつくされ、無条件に大自然に感動する姿は私には伝わってこない。野山の芽吹きを愛おしく思い、沢の水に感動する〈岳人〉の世界は鶴見さんには遠かった。

城ヶ島の夜は見事な夜景だった。翌日は私が声を掛けて五人が城ヶ島一周に出発した。途中、波打ち際の路が崩れ、立入禁止の危うい箇所もあったのだが、やや強引に歩き通した。

私は波打ち際を歩きながら、考えた。鶴見さんの〈反射〉は読書であった。〈反射〉と言う意味は、ふと自分の世界に浸りたくなったときに、何に向かうかという方向である。私は歩くことと、好きな音楽を聞くことである。演奏と言えないのが残念であるが致し方ない。

読書は鶴見さんにとって仕事であり、楽しみでもあったが、それは無尽蔵とも思える記憶力に支えられていたと私は思う。あれだけの記憶力があったからこそ、読書も楽しめたのではないか。読書という〈反射〉は記憶というもう一つの〈装置〉に支えられていたのだと思う。

一つ、鶴見さんの教えに背いたことを書いておきたい。京都・岩倉の鶴見さんの家はそう広くはなかった。大きな家に生まれ育った鶴見さんは、そこへの反抗もあっただろう、「広い家は建てたくなかった」そう語っていた。私は五十歳を過ぎてからだが、小さな地方都市・甲府にやや大きな家を建ててしまった。鶴見さんの戒めを心に留めなかった自分が限りなく愚かに思えたのは、あとになってからだった。

私の記憶では、鶴見さんがただ一回だけ、なかば自嘲的に自らを語ったことがある。一九七二年、「私は思想の交通整理業者だからね」だが、それは記憶と読書と思想の天才であったからなしえることでもあった。

モーツァルトが三五歳で生涯を閉じたとき、ロンドンにいた五九歳のヨーゼフ・ハイドンは「モーツァルトのような天才は今後百年は現れないだろう」と書いた。音楽愛好家には有名な逸話だがこの続きも有名だ。それは、二百年たってもモーツァルトは再び現れなかったというものだ。鶴見さんの様な人は二度と現れないだろう。

高橋幸子さんの話は三時間たっても尽きなかったが、私が最も心打たれたのは、最後に見せて頂いた四枚の写真だった。二〇一二年、脳梗塞にたおれた鶴見さんがリハビリのため、入院していた施設で撮影されたものだ。そこで鶴見さんは実に愉快そうに、隣の、おそらく鶴見さんの業績を知らないであろう老人たちに混じり、笑い、語っている。

一人の詩人、私人として、老いた世界を包み、楽しむ、これが鶴見さんの描いた理想世界の一隅であり、ワーズワースの詩を好んだ〈永遠〉であったと思うのである。

この写真を見ながら、私は二二年前、つまり一九九三年の五月、思想の科学研究会の鹿児島集会が終ったあとの旅を思い出していた。集会のあと、上野博正の高校時代の同級生が住む、甑島に船で渡った。夜になると歓迎会が開かれ、鶴見さんにも酌が注がれると、飲めないはずの鶴見さんは飲み干した。皆が〈芸〉を披露する羽目になり、鶴見さんは「蛍の光」の原曲を英語で歌った。私はハンカチーフをかぶってマッチ売りの少女を演じたのだが。この文章を書きながら、当時、魚津郁夫さんが会報に書かれた記録を読み返し、懐かしくてならなかった。

鶴見さんが六八歳の時、『アメノウズメ伝』を書き、その後書きの末尾に「この本を、自由の天地を私にあたえた横山貞子に献呈する」の一文を読んだ上野博正は私に言った。

「横山さんに自由の天地を貰ったってか、てやんでえ」

敬愛と妬みの絡み合ったその感情を私は共有する。あれから、二五年、鶴見さんは幸せであったのだろう。京都のお宅で音楽の話になったとき、鶴見さんは自分には音楽の素養はないが、音楽に無関心ではないと語り、アドルノの音楽史の評論を評価し、ベルクの『ヴォツェック』を語り、「うちの彼女はピアノを弾くからねえ」と珍しく誇らしげであった。「死んでから、〃いい亭主でした〟なんてことは絶対に言われたくないね」と笑っていた鶴見さんとは、また陰影の異なる鶴見さんがいた。どちらも真実だった。

私は鶴見さんより、二五歳年少であったが、鶴見さんがしばしば語っていたように、人間の歴史を千年の単位で見るならば、同じ時代に生きられたことになる。その感謝は私の生きている間も未来もずっと永遠に消えない。

（二〇一五年一二月）

4　佐々木元の録音

私が佐々木元さんに出会ったのは、一九七二年の三月だと思う。私が初めて「集団の会」「記号の会」に参加した席上だった。毎月の会に欠席することはまずなく、『共同研究　集団』（一九七六年）に寄せた「この本の方法」は、佐々木さんが一時は信じたマルクス主義からの離脱を宣言する転向の書でもあったが、それまでのかれの思想の総括にもなっている。その後の佐々木さんは元マルクスボーイを自認しながら、マルクス主義を標榜する人には厳しく、会合が終った後には鶴見さんに「記号理論」の質問を次々に止まない人であった。鶴見さんは「大学院生のような質問をするんだよなあ」と苦笑いをしていた。

佐々木さんは、鶴見さんの講演があると駆けつけ、鶴見さんが誰かとする対談にはテープレコーダーを持って臨席し、テープを起こす作業に人生を賭けた。鶴見さんが評価する人に自らも惚れ込む、それは一つの弱さであったかも知れないが、それが彼の鶴見さんに対する感謝の表現であり、「私にはオリジナリティーがないと分っているんですよ」と語っていた。それは佐々木さんが「思想の科学」で様々な変人奇人に出会った負い目であったかも知れない。私も似た感慨を持った記憶がある。

私が共同通信の記者として釧路に四年勤務し、東京へ帰った。佐々木さんは私に会う度に「あそこの霧にむせぶ風景は人恋しさを募らせるでしょう」「幣舞橋に立つと地の果てですなあ」「北の女性はどうでしたか、情があついでしょ」と繰り返していた。それは佐々木さんがＮＨＫ記者として札幌と小樽に勤務した、彼自身の青春とだぶらせずにはいられない郷愁を含んだ声調であった。

三〇年以上前だが、佐々木さんの家族をほんの少しお世話したあと、野方の飲み屋で一晩ご馳走になった。性的思想では古風な人であった。こんな勝手な思い出を述べても佐々木さんは怒らないであろう。私は佐々木さんの心情に出会えて心から幸せであった。

（二〇一四年夏）

5　天野正子の慈愛

私が「思想の科学」の門を叩いたのは一九七二年の三月であり、その時以来、サークルの活動などを通して、幾多の歳上の友人を持った。みな、五歳から一〇歳は歳上であり、私は「あとから来た、やや生意気な青年」として可愛がってもらった。「可愛がってもらった」との表現には、こちらの幼さと相手の器量が含まれているのだが、それも「思想の科学」のつき合いで実感しえた体験に属するだろう。一言でまとめ上げるなら、それが私と思想の科学のつき合いかも知れない。既に亡くなってしまった人は、長岡弘芳、北沢恒彦、上野博正、伊藤益臣、五十嵐良雄、寺井美奈子、市原正恵、佐々木元。

みな、恩人である。この五月に天野正子さんが亡くなり、七月に鶴見俊輔さんが亡くなった。数年前、ご本人から電話があり、無念なことに悪性度の高い播種性乳癌と聞いたとき、私は覚悟してしまった。上野博正から始まり、幾人もの友人を癌でなくしてきた。東洋医学を実践した友人もいたが、悪性度の高い癌には勝てなかった。

天野さんは「思想の科学」に長く、集団の会がまとめた『共同研究　集団』では一番の書き手であった。その中でも「草の実の会」は天野さんの思い入れの強い会で、「集団の会」では何回か書き直し原稿の発表があった。私が出会った一九七〇年代前半は、その後、天野さんが次々に発表する戦後の暮らしの通史研究のスタート地点をさまざまに取材し、いわば蓄積の時期でもあっただろう。

私の知る一九七〇年代から八〇年代にかけての「思想の科学」は、戦後まもなくからの「大知識人」が表舞台から去り、市井の人びと——的確な表現が見つからず、こう言ってしまうのだが——の集まりとなっていた。当時の「集団の会」で、大学に籍を置くのが、天野さんと五十嵐さんだけであったのがその現れであろう。まして、五十嵐さんは辛うじて大学にぶらさがっている状態だったのだから。大学を離れることを決めていた私は、その時代と雰囲気に救われたように思う。大知識人の集うた、戦後間もなくの「思想の科学」にはついていかなかっただろうと、いま振り返る。

その後、天野さんが研究会の会長を務めた一九八八年から一九九二年までは、「思想の科学」は比較的平穏な時期だった。

☆　☆　☆

二〇〇二年頃から、天野さんは私に思想の科学研究会の会長になるべく励ますようになった。安田常雄さんが長く屋台を支えていた一〇数年を見ていた天野さんは安田さんの疲労を考えた。私は既に甲府に住んでいたので、ためらいが大きかったが、推薦を受けることにした。結果として、私は二〇〇四年から六年間、会長を務め、貴重な経験をもらった。私は小学校から大学、社会人を通して、いくつもの団体、サークル、組合運動に関わってきたが、「長」の名前を貰ったのは、思想の科学の六年間だけである。

渋谷定輔さんが亡くなったとき、天野さんは「思想の科学」の会報に、死者を誉めあげる日本社会の伝統に違反すると承知して、渋谷さんの強すぎる自負心、あるいは高すぎる自己評価について一言違和感を書いている。私も天野さんに感じた気持を率直に書き留め、礼節の気持としたい。

私は研究会の会長になる前から、「社団法人」を解散・返上した方が良いとの意見であり、会長になって間もなくその提案をした。しかし、天野さんは強硬な反対派であり、評議員会でも対立した。私は天野さんの反対理由が理解出来ず、言い合いとなり随分気まずくなった。そして、私から次の会長に替わると、客観情勢としては何も変化はなかったはずなのだが、天野さんは「返上賛成派」になった。私は腑に落ちないままであった。そのうち仲直り（？）が出来てしまったのだが腑に落ちなさは残った。

「思想の科学」では、いつも自分たちが如何に鶴見さんの思想に影響を受けてきたかが語られる。それは数人が集まれば必ずと言ってよいほど登場する話題であろう。ところが、二〇〇五年か二〇〇六年頃だったと思うが、皆の話を聞いていた天野さんが「私は鶴見さんに影響受けたことないわよ」といい、周囲は驚いた。鶴見さんのどこに影響を受け、どこには受けなかったのか。……質問をすれば出来るとは思ったが、私は「そういう態度もあるのだ」と自分に言い聞かせ、話を打ち切った記憶がある。

こんな思い出もある。ある年の総会で、挨拶にたった鶴見さんが「思想の科学の会員で、学者として私が認めるのは、塩沢由典さんだけだ」といった。傍にいた天野さんは「失礼な発言よねえ。鶴見さんて、安田さんに失礼だわ」と繰り返して、私に同意を求めた。私は同意しなかった。一つには、私は「思想の科学」の中に学者がどれほどいるかに関心がなかったためであり、もう一つには、研究者として業績と地位を保持してきた天野さんが自分にも失礼だとの思いを否認していると感じられたからだ。

☆　☆　☆

上野博正が亡くなって、上野さんを知る人に聞き書きをしていた頃、天野さんと話しをした。「私は彼のこと、男性としてはあまり好きじゃない。上野さんは女性差別だもん。精神科で上野さんに相談しようと思わない」と語った。

上野さんを正面切って批判したのは、私の見聞する範囲でかつてのウィメンズリブの女性たちであって、その後のフェミニズム女性たちは上野さんの女性観に違和感は持つものの、それを凌駕する彼の魅力を称えてしまう傾向があったと思う。駒尺喜美さんもその一人であった。しかし、天野さんは譲らなかった。

天野さんは夫の教育学者・天野郁夫さんを語る際に、決して「主人」の表現は用いず、「郁夫が……」と言っていた。そこに天野さんの夫婦観の一端があった。

だが、上野博正の〈男〉を評価しなかった天野さんは、上野さんが生きている頃は、年末になるとかならず上野さんにかなりのカンパを渡していた。何かの拍子に上野博正は私にその事実を伝え、私は、私の知らなかった天野さんの〈つき合い方〉を知った。そこに「思想の科学」を支える人に対する天野さんが崩さなかった態度と信念を見る。好悪と感謝は別だ——それは気性としてはそう合致しなかったであろう二人の共通点であったかも知れない。

上野さんが病床に伏したとき、報せを聞いた天野さんは私に同行を依頼し、見舞いにすぐに出かけた。病室で、天野さんは上野博正の手を取り、「上野さん」と言ったきり、涙のましばらく無言であった。この姿も天野さんであった。

もう、一〇年も前、私が思想の科学社から『家族への希望と哀しみ』を出版したとき、最も喜び、「思想の科学」の仲間が集う記念会を発案してくれたのは天野さんだった。精神科医としての私を常に励ましてくれた。

もう一度、一九七〇年代から八〇年代の思い出に戻ろう。その頃は、思想の科学に〈奇人・変人〉の集った時代でもあり、時としてそこに入れてもらえない自己を嘆いた五十嵐さんがいまは無性に懐かしい。天野さんはそれらの人びとに対し、崇めもせず、ねたみもせず、程よい愛情を持って接していたように思い返す。研究会の会長を退いて間もなくの総会だったか、二次会の挨拶で「この研究会には奇人変人が沢山いらっしゃいますが、私はsquareな人間です」と自己紹介をしていた。自身の〈まっとうさ〉の限界と有効性、射程距離をよく知っていた。

思い出は尽きないが、私にとって、天野正子さんは「岳父」の印象が残った。血縁でもなく、男性でもない天野さんだが、その言葉が浮かぶ。さようなら。


（二〇一五年秋）

6　シャイな人・柏田崇史の同人誌

去年の九月に柏田崇史さんが亡くなった。六七歳。上野博正の死と同じ歳だ。

上野博正が開いた「めだか診療所」の初めての出産が、柏田さん夫婦の子どもだった。お二人目は事情があって、めだか診療所を選択しなかったのだが、上野博正は予想通り「俺を信用しないのか」と激しく怒った。

柏田さんは詩人であったが、小さな出版社を経営し、私が「思想の科学」の会長を務め始めたとき、その会報の編集と印刷を快くひきうけて下さった。上野博正との縁であった。五年間続いた、クリーム色の会報を思い出す。

現在に続く『活字以前』も、私がお願いして以来、内容については厳しい指摘もあったが、ずっと美しい印刷を続けて下さってきた。もっとも、編集の実務は殆どがパートナーの幸子さんの腕によるものだが。

彼は『同時代』という同人雑誌の同人であり、編集者でもあった。矢内原伊作以来の伝統ある同人誌だ。その同人誌の書き手の一人が、私の高校時代の先輩と知り、驚いた事もある。私が大学で少しだけ、ドイツ文学を習った神品芳夫も書いている。

彼自身の書く詩は、私にとっては難解で論評することが出来ない。シャイな人の書く詩は難しいと私は思い至った。あるとき、同人であり、ドクトル・ジヴァゴの完訳を果たした工藤正廣が講演をすると言うので、参加した。熱気のある、実に素晴らしい会合だった。工藤正廣の穏やかな語りを聞いただけでも、私はありがたかった。

大切なことを書き忘れていた。彼は料理のプロでもあった。二〇〇五年頃からだったろうか、まだ存在していたためだかビルの三階で研究会の忘年会などがあると、彼はテーブルに溢れる豪華な料理を運んでくれた。

彼は六五歳で喉頭癌を発見され、一時は完治されたと思われたのだが、そうではなかった。無念に違いない。

彼の死で、上野博正を慕って「思想の科学」に迷い込んだ人がまたひとり消えた。

（二〇一七年夏）

7　阿伊染徳美と岩手

一九七二年の春、阿伊染さんは「思想の科学」にやってきた。彼の同僚であった高原健吉さんの誘いであった。私は間もなくして出会い、強烈なエネルギーに魅せられたひとりであった。誘った方の高原さんは「思想の科学」に深入りするのを避けてしまったが、阿伊染さんはすぐに「思想の科学の人」になった。

宮沢賢治の詩を岩手弁で読むとこうなるんだと、朗唱し、記号の会の面々を驚愕させた。ひらがなに独自の飾り（？）や丸をつけ、岩手弁の宮沢賢治をレクチャーした。そこには鶴見俊輔さんも在席し、「文字を発明した人間」として高く評価し、その評価は変わることがなかった。宮沢賢治自身が自らの詩を岩手弁で読まれることをいかに考えたか、私には少しの疑問が残ったのだが。

彼が赤坂の「ラテン・クォーター」で働いていたとき、大鵬と柏戸がしばしば飲みに現れ、遠くから見ていた彼は大鵬は適度に飲むのに対し、柏戸がひどく深酔いをしてしまう、これでは大鵬に勝てない、同じ東北人としてそれが心配でならなかったと言っていた。

いつころからだろうか、「思想の科学」の二次会になると、ビールの空き瓶を持ち、その中に一〇円玉をいれ、それを鈴代わりに鳴らし、南部牛追い歌を歌うのが常であった。

上野博正は「この歌だけは阿伊染に叶わない」と言い、会員も褒めそやしたが、私の意見は違った。私は岩手出身の友人がいく人かいて、阿伊染さんより素晴らしい南部牛追い歌を聞いていたからだ。この辺が上野さん流に言えば、「思想の科学の人間は世間知らずだ」になると私は思う。

ある年の忘年会で阿伊染さんは、いつもの調子で自分のイギリス体験に比し、鶴見さんのアメリカ体験をやや軽く論じる夜があった。黙って聞いていた丸山睦男さんが言った。

「阿伊染、あなたは鶴見さんに評価されていると思っているんだよな」

昔の記憶であり、引用が不正確だと思う。ただ、鶴見さんにあまりに評価された結果、様々な意味で阿伊染さんが、やや乱暴・雑になっている事実をはっきりと批判した。このような直言が出来るのは丸山さんしかいなかったし、現在もいないと思う。

阿伊染さんはお喋りであった。かれはいつも東北人が寡黙というのは嘘であり、この自分を見ろと言っていたし、事実そうであった。

私は阿伊染さんや丸山さんの碁仲間に入らなかったことを悔いる。阿伊染さんと碁を打ってみたかった。その欠落は私が「思想の科学」を日常生活の中で愛することが出来なかった証左のように思えて辛い。

（二〇一八年一月）

初出一覧

第1章から第7章まで、および第8章、2、3、第9章、2および3は『活字以前』51号（二〇一三年七月）から63号（二〇一九年四月）に「精神科断章」として連載。

本書収載にあたり、順序を変更した。

第8章、1は『AA日本ニューズレター』141号（AA日本ゼネラルサービス発行、二〇一〇年四月）に「Go(o)d Bye AA」として発表。

第8章、4は「山梨山の会・15周年記念誌」への寄稿。

第8章、5は『はなかみ通信』26号（二〇〇九年五月）に「「ザ・ニュースペーパー」と天皇一家、天皇制の恐怖」として発表。

第9章、1は『MARTA』29号（イーライリリー社、二〇一三年九月）に「追悼　なだいなだ」として発表。

第9章、4から7は、「思想の科学・会報」178号、182号、186号、187号に発表。

いずれも本書収載にあたり、補筆・修正を加え、執筆年日を原稿末尾に記載した。内容の理解に必要な場合が多いと考えたからである。

あとがき

トラウマ（心的外傷）は日常用語となった。米国におけるヴェトナム戦争兵士の後遺症として論じられたPTSD（心的外傷後ストレス症候群）もすっかり定着した。イラク戦争でも米兵はこれを逃れることができなかった。ただ、私には押し入った側である米国兵士のトラウマばかりが問題とされ、踏み込まれた側のヴェトナム、後年のイラク側の人々の精神的惨状が圧倒的に少なくしか報道されない不均衡に、この世の不正を感ずる。

本書では直接にPTSDを論じたわけではない。しかし、摂食障害、薬物依存、DV、自死、みなトラウマが影のようにある。

傷を受けていない摂食障害の子どもはいない。傷を受けずに好奇心だけで覚醒剤を打ち続けた人はいない。DVの被害者は病気ではないが、トラウマを背負って歩き続けねばならない。

傷を受けずに自死する人はいない。死刑は国家が強制する、回復を許さない究極のトラウマである。

共著は別として、私が二〇〇四年に初めて出版した本の題名は『家族への希望と哀しみ　摂食障害とアルコール依存症の経験』であり、今回もその二つの感情を軸に考えて一冊にしたのだから、私はよほどこのふたつの感情の往来が好きなのであり、私の臨床姿勢を反映しているのだろう。哲学者・鶴見俊輔の四五年間の教えを反芻し、感謝しながら書き、二〇一四年に出版した『鶴見俊輔に学んだ精神医療』を加えれば、私は苦しかった三三年間の臨床生活を、眼前に登場してくれた人々と味わった哀しみと希望と感謝で持ちこたえて来られたのだろう。

そして私は関心を持ち、つきあってきた人々の多くが、影法師のようにトラウマを潜ませている人々であったのだ。

〈哀しみ〉とはもちろん、精神科を訪れる人々の気持ちの一端である。家族も似た気持ちを味わうだろう。家族の何がいけなかったのか、何をすればよいのか、戸惑いと哀しみが交錯するだろう。医師も看護も〈哀しみ〉を味わう。それは〈共感〉という、やや言い古された感覚であるよりも、より深みにはまって精神科の病気を観察し、その背景を知ってゆく段階で感ずる〈哀しみ〉だろうと思う。

希望は少し複雑かもしれない。

摂食障害も薬物依存症もリストカットも、「いまの不快さ、苦々しさ、辛さ」を自らの身体を場にして表現したという意味で、辛さと同時に希望の発症（発現）である可能性を無視してはならないというのが、私の立場である。

さらに病気の成り立ち、方向性、仲間の存在などが少しでも理解でき、「ゆっくり付き合っていけばいいのか」と、わずかな安堵感が生じたとき、私の語る〈希望〉も湧き上がってくるだろうと信じている。家族も同様である。

私が勤務先の病院で、摂食障害の家族会と、アルコール依存症の家族会の司会を二〇年以上続けて止めないのは、ここまで述べた、家族の〈哀しみと希望〉につきあっていたいからである。私の病院はアルコール依存症はもちろんだが、摂食障害、薬物依存症、ギャンブル依存症などのグループにミーティング会場を提供し続けている。

私は人手は多くない民間病院に週に五日、勤務する精神科医であるから、長い経過の統合失調症の人とも多数の出会いがあり、それは現在も続く。

統合失調症の人とその家族にも〈希望と哀しみ〉はある。

ただ、私は自分の資質が少しばかりは、摂食障害と、アルコール依存症を含む薬物依存症、そしてリストカット・ODを繰り返してしまう人々に対して、自らの心が揺れるのを感じ、そこに集う本人と家族との対話――援助と形容するのは面映ゆい――に情熱を注いできた。

試行錯誤は多すぎるほどなのだが、私たちの運営してきた家族会をはじめ、多くのグループに参加を続けてくださった方々に心からの感謝を捧げたい。

本書はインパクト出版会の深田卓氏の好意により出版できた。三〇年以上に渡り、正面から死刑廃止を掲げて出版活動を持続させてきた、「志のある」出版社から私の本が世にでることは、私に残された時間を少しでも死刑廃止に向けて捧げる励ましと思う。感謝である。

二〇一九年五月

［著者略歴］

大河原昌夫　おおかわらまさお

精神科医・財団法人住吉病院（甲府市）副院長。

1947年東京生まれ。共同通信社の記者として東京本社文化部・北海道釧路支局に勤務。32歳で退職。1986年東京医科歯科大学医学部卒業。

ゆきぐに大和病院（新潟県南魚沼市）、四倉病院（福島県いわき市）、高月病院（東京都八王子市）、長谷川病院（東京都三鷹市）勤務を経て、1997年4月より現職。

アルコール依存症・摂食障害の家族の会に長年係わる。

著書に『家族への希望と哀しみ』（思想の科学社、2004年）、『摂食障害を語ろう』（あかりプロジェクト、2010年）、『鶴見俊輔に学んだ精神医療』（日本評論社、2014年）などがある。

トラウマを負う精神医療の希望と哀しみ
——摂食障害・薬物依存・自死・死刑を考える

2019年6月30日　第1刷発行

著　　者　大河原昌夫
装　　画　Arisa
装　　幀　宗利　淳一
発 行 人　深田　卓
発　　行　株式会社インパクト出版会
東京都文京区本郷2-5-11　服部ビル2F
Tel 03-3818-7576　Fax 03-3818-8676
impact@jca.apc.org　http://impact-shuppankai.com/
郵便振替　00110-9-83148

印刷・製本　モリモト印刷